U0326093

体重管理师职业技能

相国庆　杨慧君　杨　萍　主　编

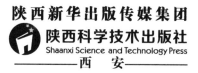

陕西新华出版传媒集团

陕西科学技术出版社
Shaanxi Science and Technology Press

————西　安————

图书在版编目(CIP)数据

体重管理师职业技能／相国庆,杨慧君,杨萍主编. —西安：陕西科学技术出版社,2021.9（2021.10重印）

ISBN 978 - 7 - 5369 - 8200 - 0

Ⅰ.①体… Ⅱ.①相… ②杨… ③杨… Ⅲ.①膳食营养—技术培训—教材 ②健身运动—技术培训—教材 Ⅳ.①R151.3 ②G883

中国版本图书馆 CIP 数据核字（2020）第 153250 号

体重管理师职业技能
TIZHONG GUANLISHI ZHIYE JINENG

相国庆　杨慧君　杨　萍　主编

策　　划	都亚琳	
责任编辑	潘晓洁　都亚琳	
封面设计	段成凤	

出 版 者　陕西新华出版传媒集团　陕西科学技术出版社

西安市曲江新区登高路 1388 号陕西新华出版传媒产业大厦 B 座

电话(029)81205187　传真(029)81205155　邮编710061

http://www.snstp.com

发 行 者　陕西新华出版传媒集团　陕西科学技术出版社

电话(029)81205180　81206809

印　　刷　西安五星印刷有限公司

规　　格　787mm×1092mm　16 开本

印　　张　15.25

字　　数　235 千字

版　　次　2021 年 9 月第 1 版

2021 年 10 月第 2 次印刷

书　　号　ISBN 978 - 7 - 5369 - 8200 - 0

定　　价　89.00 元

编委会

主　编　相国庆　杨慧君　杨　萍

副主编　王　凯　王东伟　赵　艾　卢文婧

编　者　（按照姓氏笔画排序）

王东伟　郑州大学附属郑州中心医院心脏康复中心

王　凯　西安市长安区医院中西医结合科

毛　艳　西安市中医医院老年病科

卢文婧　空军军医大学唐都医院护理处 PICC 门诊

杨小东　河南省驻马店市中心医院全科医学科

杨　萍　空军军医大学西京医院健康管理中心

杨慧君　中国医药教育协会

张　琳　陕西省西咸新区中心医院内分泌代谢科

张超雄　四川大学华西公共卫生学院

赵　艾　空军军医大学唐都医院医务处

相国庆　新加坡伊诺科学出版社

侯　艳　空军军医大学唐都医院肿瘤内科

徐　旭　西安医学院第二附属医院麻醉科手术部

樊晓艳　陕西省西咸新区沣东新城管理委员会教育卫体局

衡春妮　空军军医大学唐都医院内分泌科

前　言

　　近年来，随着我国人民生活水平的提高、营养供给的增强、营养健康的改善，出现了居民不健康生活方式普遍存在、超重肥胖问题不断突显、慢性病患病率和发病率呈上升趋势等问题。尽管《"健康中国2030"规划纲要》《国务院关于实施健康中国行动的意见》《中国防治慢性病中长期规划（2017－2025年）》《国民营养计划（2017－2030年）》等文件就这些问题强调和要求推进全民健康生活方式、宣传科学运动理念、加强个人体重管理、对成人超重/肥胖者进行饮食和运动干预，但从《中国居民营养与慢性病状况报告（2020年）》发布的数据来看，中国成年居民的超重肥胖率超过了50%，6～17岁儿童青少年的超重肥胖率接近20%，6岁以下儿童的超重肥胖率达到10%，超重/肥胖已经成为当前影响国民健康的重要因素。因为超重/肥胖会明显增加心脑血管病、肿瘤、糖尿病、骨关节病、脂肪肝、胆石症、痛风、阻塞性睡眠呼吸暂停综合征和内分泌紊乱等疾病的发生率，所以在一个不会很短的时期内中国对公众的体重管理将会不断加以重视。

　　体重管理师是为了适应公众健康需求而产生的一种新的职业，其工作的内容主要是针对个体/群体的体重控制管理指导、体重控制管理与食品营养安全知识的传播、促进社会公众健康，这个职业集营养师、保健师、医师、心理师等职业的基本知识和实践能力于一体，能对个体以及群体的科学饮食、合理运动、良好的生活方式进行持续地实时监测与科学指导。俞梦孙院士在2020年11月4日召开的中国优生优育协会儿童中医保健专业委员会成立大会上表示："人民健康是一项具体而复杂的系统工程""要解决中国的健康问题"必须做到"不要强调个性，一定要强调问题的共性"。为了紧抓公众健康的共性问题，系统地开展特殊群体（孕产妇、低出生体重儿和巨大儿、学龄儿童）以及个体的超重/肥胖体重控制管理，并针对性的进行饮食和运动干预，我们在中国医药教育协会等单位起草审定的《体重管理职业技能等级标准》（2020

年1.0版）的基础上，编写了这本小册子，参与编写工作的同仁有中国医药教育协会杨慧君、空军军医大学西京医院杨萍、西安市长安区医院王凯、郑州大学附属郑州中心医院王东伟、空军军医大学唐都医院赵艾、陕西省西咸新区沣东新城管理委员会教育卫体局樊晓艳、空军军医大学唐都医院侯艳、空军军医大学唐都医院衡春妮、空军军医大学唐都医院卢文婧、西安市中医医院毛艳、西安医学院第二附属医院徐旭、河南省驻马店市中心医院杨小东、四川大学华西公共卫生学院张超雄、陕西省西咸新区中心医院张琳，在此向参与编写工作的同仁表示感谢，感谢他们无私地奉献自己的知识、经验、时间和精力！在本书的编写中，我们借鉴和参考了《国家基本公共卫生服务规范（第三版）》《健康体检基本项目专家共识（2014）》《中国超重/肥胖医学营养治疗专家共识（2016）》以及美国国家体能协会（NSCA）等组织、机构制定和推荐的相关规范，在此一并对相关专家表示感谢。

　　体重管理师这个职业具有其特殊性，不仅要求教材能提供综合性、系统性的知识，还需要教材具有实用性、指导性的经验，本书适用于基层卫生服务中心的临床、护理、康复、中医等医护专业人员，也可供医养结合、健康管理、健身中心等机构的专业人员使用。全体参编人员黾勉从事，希望这本小册子能尽如人意。由于时间仓促、水平所限，纰漏在所难免，希望读者能对书中的瑕疵提出宝贵意见。

相国庆

二〇二一年五月于古城西安

目　录

模块一　健康信息收集

【本模块考核比重为20%】

目前尚没有对于"健康信息"的术语界定，参照《个人健康信息码参考模型》(GB/T 38961－2020)中"个人健康信息服务"(在用户授权的前提下，提供个人自愿申报或相关组织合法使用拥有的个人健康信息的服务)、《健康信息学推动个人健康信息跨国流动的数据保护指南》(GB/T 25512－2010)中"个人健康数据"(任何涉及已标识或可标识自然人的健康状况的个人数据)等相关术语定义，结合《体重管理职业技能等级标准》(2020年1.0版)中的相关内容，我们将体重管理相关的"健康信息"的概念明确为"健康信息是卫生管理部门依据国家法律法规、卫生制度和技术规范的要求，用于记录服务对象的有关基本健康卫生信息以及卫生服务操作过程与结果的医学技术文档"，具有医学效力和法律效力，一般包括健康体检表、行为危险因素调查表、相关疾病管理随访表三类，以及基本信息、儿童保健、妇女保健、疾病控制、疾病管理和医疗服务六种。

【实操测评】

健康信息的收集流程

确定目标人群　　个　体　年龄、性别、生活习惯

　　　　　　　　群　体　年龄、性别、工作环境

↓

确定研究方向　　以客体为中心　无明确病种与目的

　　　　　　　　以疾病为中心　某病种在不同人群中的信息采集

确定收集方法

问卷调查

拟订问卷题目；确定调查主题和变量；确定问卷题目(问卷调查的注意事项：①题目与主题相关；②文字浅显易懂；③语言精练准确；④避免双重装填；⑤避免诱导性提问；⑥注意保护隐私；⑦题目数量适中)。

体检

根据个体的年龄、性别、当前的健康状况、居住生活环境、疾病家族史等制订健康体检方案(体检项目选择注意事项：①要符合客户身体状况；②尽量选择危险性小、费用少而预测价值高的项目；③复查的频度要合理安排)。

门诊、住院病历

健康信息收集的应用

健康评估

根据所收集的个人健康信息，预测个人或人群在一定时间内发生某种疾病或健康危险的可能性。健康评估是一个有计划、系统地收集评估对象的健康资料并对资料的价值进行判断的过程。

风险干预

通过对健康信息的采集与评估，对影响健康的因素进行干预，达到改善健康状况、提高生命质量、降低医疗费用的目的。

项目一　基本信息采集

【学习目标】

能够询问并填写基本信息和健康调查表；能够鉴别不合理的信息；能够问询并填写膳食营养评估问卷、体力活动评估问卷、心理评估问卷及健康素养评估问卷。

【掌握内容】

本模块考核比重为10%，需重点掌握的为信息鉴别与核实、评估问卷的基本内容。

【任　务】

一、信息采集及信息鉴别

各类健康相关信息的收集，是健康管理服务流程的起始环节与健康管理的基础。在健康管理过程中不仅需要记录常规健康检查所产生的大量医学指标，还需要记录与健康相关的其他数据信息，包括家族史、生活方式等。对这些海量数据进行采取、记录、处理，以及适时地更新、维护，就是信息的采集和利用。

（一）信息采集

信息采集是指对事物运动过程中所产生的信息，通过一定的渠道，按照一定的程序，采用科学的方法，对其中真实、实用、有价值的信息进行有组织、有计划、有目的地采集的全过程。采集的途径包括：①直接信息　通过实地调查、采访、亲身经历、亲眼所见获得的第一手资料；②间接信息　通过某种介质间接获得的信息，如通过书刊、报纸、电视、电脑获得的各种信息。

1. 采集原则

信息采集过程中各环节最基本的要求是保证信息采集的质量，信息采集需要遵循以下几个原则：①计划性　根据需求，有针对性、分步骤地收集信息的原则。要做到有计划性地收集信息，首先必须明确目的，其次必须考虑保证重点且全面兼顾，再次要根据需求来修订计划；②系统性　根据单位性质、专业特点、学科任务等不间断地连续采集信息的原则；③针对性　根据实际需要，有目的、有重点、分专业、分学科、按计划、按步骤地收集，以最大限度地满足用户信息需求的原则；④及时性　按照用户的信息需求，敏捷迅速地采集反映事物最新动态、最新水平、最新发展趋势信息的原则；⑤完整性　根据用户现在与潜在的信息需求，全面、系统地收集信息的原则；⑥真实性　根据用户需求采集真实、可靠信息的原则。

2. 采集方法

健康信息主要来源于各类卫生服务记录，这些记录是由专人按照规定长期填写积累的，可以充分利用。当需要解决某些专门问题时，记录和报表往往不能提供足够数量的信息，这时可以通过专题调查来获取资料。专题调查的方法包括：①访谈法　是以谈话为主要方式来了解某人、某事、某种行为或态度的一种调查方法，即访问者通过走家访户，或通过信件以及现代通信工具直接与被调查者进行口头交谈，从而获得信息的方式，访谈者可以是单独访问被调查者，也可以同时与多个调查对象进行访谈；②实地观察法　是由调查员到现场对观察对象进行直接的观察、检查、测量或计数而取得资料，实地观察法主要是通过耳闻眼看，观察者基本上是单方面进行观察活动，被观察者不管是人还是物，都是被动地处于观察者的视野中（如儿童生长发育调查中调查员直接对儿童进行身高、体重等生长发育指标的测量，又如在疾病调查中由医务人员到现场进行体检、收集标本等），本法取得的资料较为真实可靠，但所需人力、物力、财力较多，故在实际调查中，访谈法与实地观察法常结合使用，互相补充；③问卷法　是调查者运用事先设计好的问卷向被调查者了解情况或征询意见，是一种书面调查方法，调查问卷简称问卷，实际上就是一种调查表格，问卷调查主要用于了解研究对象的基本情况、人们的行为方式、人们对某些事件的态度以及了解其他辅助性情况。

（二）信息鉴别与核实

1. 鉴别与核实的原则

鉴别和核实健康信息的原则包括检查核实数据编码是否正确、问题到编码的转换是否正确、录入是否正确。

2. 鉴别与核实的方法

鉴别与核实的方法包括：①双录入法 指通过让其他人重新输入数据库来检查错误的方法，当出现前后两次录入的数据不符的情况时，应重新参考原文件及调查问卷，直至找到错误并更正为止；②直接审阅数据库文件 通过专人目测，检查数据库文件中的记录是否存在相同的格式，以及是否有空白数据；③计算及查错 可分为数据库设计合理编码（在健康信息录入前的数据库程序设计阶段，确定每一个变量特定范围内的编码来确认其属性，以规定所要接受的合理编码）和逻辑查错（在数据录入完成后，应用逻辑检查的方法进行查错，它是在计算机上通过应用反证法的程序）两种方法。

若采用双录入的方法，可用 EpiData 的 Validate 程序数据管理软件进行比较，打印出其中不一致的部分，与原始表格的内容进行对照并修改。修改后再进行校对，直至两份录入的数据完全相同。

二、基本内容和填写方法

居民健康档案记录着居民的疾病家族史、遗传史和生活、工作环境等状况。从出生开始，记录着新生儿、婴幼儿、学龄前期的生长发育、健康状况与预防保健管理信息；妇女人生的各时期，特别是怀孕期间的健康管理信息；老年人健康管理与各时期患病的医疗保健信息。居民健康档案是居民健康状况的资料库，健康档案应是陪伴居民终生的全面、综合、连续性的健康资料，翔实、完整地记录着居民一生各个阶段的健康状况以及预防、医疗、保健、康复信息。居民健康档案包括：①个人基本情况；②健康体检记录；③儿童、孕产妇、老年人与主要慢性病患者的健康管理记录；④患病就医时的有关接诊、转诊、会诊与住院等医疗卫生服务记录。

（一）基本内容

1. 基本信息的内容

个人的基本情况包括：①姓名、性别、身份证号、联系方式、文化程度、职业、婚姻状况、医疗保险类别与血型等基础信息；②药物过敏史、有害元素与职业病危害因素暴露史；③农村地区还要询问一些厕所、饮用水等家庭生活环境情况（附表1）。

填写个人基本信息调查表的主要技能要求是正确、完整地填写个人编号、姓名、性别、出生日期、身份证号码、工作单位、联系方式、民族、婚姻状况、文化程度、职业、医疗费用支付方式、药物过敏史、既往病史、家族史及遗传史等。

2. 健康调查表

当前健康状况包括：①有无不适症状；②吸烟、饮酒、饮食习惯、体育锻炼等生活方式；③以前主要疾病的患病和治疗情况；④住院、手术、输血等情况；⑤预防接种情况；⑥最近1年的主要用药情况等。当前的健康状况信息主要来源于：①健康体检 内容包括一般健康检查、生活方式、健康状况及其疾病用药情况、健康评价等（附表2）；②重点人群健康管理记录 国家基本公共卫生服务项目要求的0~6岁儿童（附表3~5）、孕产妇（附表6）、老年人（附表7）、慢性病（附表8、9）、严重精神障碍和肺结核患者等各类重点人群的健康管理记录；③其他医疗卫生服务记录 上述记录之外的其他接诊、转诊、会诊记录等。

填写各类健康信息或调查表的主要技能要求是正确、完整填写吸烟、饮酒、吃水果和蔬菜、体力活动，并进行生活方式评分，同时要求根据专业体检机构的健康体检报告记录表填写，包括一般情况（含血压、心率、身高、体重及体重指数BMI、腰围）、器官功能（眼底血管检查）、实验室检查结果（尿糖、空腹血糖、餐后2h血糖、糖化血红蛋白）、血脂（含TG、TC、LDLC、HDLC）、肝功能（含ALT、AST、ALB）、肾功能（含Scr、BUN）、超声（检查脂肪肝）。

3. 膳食营养评估问卷

营养是指人体从外界环境摄取食物后，经过身体的消化、吸收和代谢，利用其有益物质向体内供给能量、构成和更新身体组织以及调节生理功能的全过程。营养素指食物中具有特定生理作用，能维持机体生长、发育、活动、生殖以及正常代谢所需的物质，营养素包括蛋白质、脂类、碳水化合物、矿物质及维生素等。

膳食营养素参考摄入量是评价膳食营养素供给量能否满足人体需要、是否存在过量摄入风险以及是否有利于预防某些慢性非传染性疾病的一组参考值，包括平均需要量、推荐摄入量、适宜摄入量、可耐受最高摄入量以及建议摄入量、宏量营养素可接受范围。

水溶性维生素指能在水中溶解的一类维生素，包括 B 族维生素（维生素 B₁、维生素 B₂、维生素 B₆、维生素 B₁₂、泛酸、叶酸、烟酸、胆碱、生物素）和维生素 C。《中国居民膳食营养素参考摄入量》（WS/T 578.5 - 2018）推荐摄入量如附表 10。

脂溶性维生素指溶于有机溶剂而不溶于水的一类维生素，包括维生素 A、维生素 D、维生素 E 及维生素 K。脂溶性维生素吸收后与脂蛋白或某些特殊蛋白质结合而运输，可在体内贮存，排泄缓慢，如果摄入过多，可引起蓄积性中毒。《中国居民膳食营养素参考摄入量》（WS/T 578.5 - 2018）推荐摄入量如表 1。

表 1　中国居民膳食脂溶性维生素参考摄入量

年龄（岁）/生理状况	维生素 A（μgRAE/d）					维生素 D（μg/d）			维生素 E（mgα-TE/d）		维生素 K（μg/d）
	EAR		RNI		UL	EAR	RNI	UL	AI	UL	AI
	男	女	男	女							
0~	—		300ᵃ		600	—	10ᵃ	20	3	—	2
0.5~	—		350ᵃ		600	—	10ᵃ	20	4	—	10
1~	220		310		700	8	10	20	6	150	30
4~	260		360		900	8	10	30	7	200	40
7~	360		500		1500	8	10	45	9	350	50
11~	480	450	670	630	2100	8	10	50	13	500	70
14~	590	450	820	630	2700	8	10	50	14	600	75
18~	560	480	800	700	3000	8	10	50	14	700	80
50~	560	480	800	700	3000	8	10	50	14	700	80
65~	560	480	800	700	3000	8	15	50	14	700	80
80~	560	480	800	700	3000	8	15	50	14	700	80
孕1~12 周		480		700	3000	8	10	50	14	700	80
孕13~27 周		530		770	3000	8	10	50	14	700	80
≥28 孕周		530		770	3000	8	10	50	14	700	80
乳母		880		1300	3000	8	10	50	17	700	85

注：a 为 AI 值，—表示未制订，RAE 为视黄醇活性当量，EAR 为平均需要量，RNI 为推荐摄入量，AI 为适宜摄入量，α - TE 为生育酚当量，UL 为可耐受最高摄入量。

常量元素指在人体内的含量大于体重 0.01% 的矿物质，包括钾、钠、钙、镁、硫、磷、氯等，都是人体必需的微量营养素。《中国居民膳食营养素参考摄入量》（WS/T 578.5 - 2018）推荐摄入量如表 2。

表2 中国居民膳食常量元素参考摄入量

年龄（岁）/生理状况	钙			磷			镁		钾	钠	氯
	EAR	RNI	UL	EAR	RNI	UL	EAR	RNI	AI	AI	AI
0~	—	200ᵃ	1000	—	100ᵃ	—	—	20ᵃ	350	170	260
0.5~	—	250ᵃ	1500	—	180ᵃ	—	—	65ᵃ	550	350	550
1~	500	600	1500	250	300	—	110	140	900	700	1100
4~	650	800	2000	290	350	—	130	160	1200	900	1400
7~	800	1000	2000	400	470	—	180	220	1500	1200	1900
11~	1000	1200	2000	540	640	—	250	300	1900	1400	2200
14~	800	1000	2000	590	710	—	270	320	2200	1600	2500
18~	650	800	2000	600	720	3500	280	330	2000	1500	2300
50~	800	1000	2000	600	720	3500	280	330	2000	1400	2200
65~	800	1000	2000	590	700	3000	270	320	2000	1400	2200
80~	800	1000	2000	560	670	3000	260	310	2000	1300	2000
孕1~12周	650	800	2000	600	720	3500	310	370	2000	1500	2300
孕13~27周	810	1000	2000	600	720	3500	310	370	2000	1500	2300
≥28孕周	810	1000	2000	600	720	3500	310	370	2000	1500	2300
乳母	810	1000	2000	600	720	3500	280	330	2400	1500	2300

注：a 为 AI 值，—表示未制订，EAR 为平均需要量，RNI 为推荐摄入量，AI 为适宜摄入量，UL 为可耐受最高摄入量。

痕量元素指在人体内的含量小于 0.01% 体重的矿物质。分为三类：①人体必需的微量元素 有铁、碘、锌、硒、铜、钼、铬、钴 8 种；②人体可能必需的微量元素 有锰、硅、镍、硼、钒 5 种；③具有潜在毒性，但在低剂量时对人体可能是有益的微量元素 包括氟、铅、镉、汞、砷、铝、锂、锡 8 种。《中国居民膳食营养素参考摄入量》（WS/T 578.5 – 2018）推荐摄入量如附表11。

新陈代谢是生命最基本的特征之一，它包括物质代谢和能量代谢两个方面。机体通过物质代谢从外界摄取营养物质，同时经过体内分解吸收，将其中蕴藏的化学能释放出来，转化为组织和细胞可以利用的能量，人体利用这些能量来维持生命活动。能量代谢指的是机体物质代谢过程中能量的释放、转移、利用及消耗过程。机体从外界摄取的营养物质包括碳水化合物、脂肪、蛋白质、微量元素、水及维生素等，其中碳水化合物、脂肪和蛋白质是机体的主要能源。机体内能量底物（如蛋白质、碳水化合物、脂类等）氧化产生能量的过程称为能量消耗。能量平衡指能量摄入与能量消耗之间的动态平衡。基于此，《中国居民膳食指南(2016)》提出了平衡膳食的概念，其核心摘要包括：①食物多样，谷类为主　平衡膳食模式是最大程度上保障人体营养需要和健康的基础，食物多样是平衡膳食模式的基本原则，每天的膳食应包括谷薯类、蔬菜水果类、畜禽鱼蛋奶类、大豆坚果类等食物，建议平均每天摄入 12 种以上食物，每周摄入 25 种以上，谷类为主是平衡膳食模式的重要特征，每天摄入谷薯类食物 250～400g(其中全谷物和杂豆类 50～150g，薯类 50～100g)，膳食中碳水化合物提供的能量应占总能量的 50% 以上；②吃动平衡，健康体重　体重是评价人体营养和健康状况的重要指标，吃和动是保持健康体重的关键，各个年龄段人群都应该坚持天天运动、维持能量平衡、保持健康体重，体重过低和过高均易增加疾病的发生风险，推荐每周应至少进行 5d 中等强度的身体活动，累计 150min 以上，坚持日常的身体活动，平均每天主动进行身体活动 6000 步，尽量减少久坐时间，每小时起来动一动，动则有益；③多吃蔬果、奶类、大豆　蔬菜、水果、奶类和大豆及制品是平衡膳食的重要组成部分，坚果是膳食的有益补充，蔬菜和水果是维生素、矿物质、膳食纤维和植物化学物的重要来源，奶类和大豆类富含钙、优质蛋白质和 B 族维生素，对降低慢性病的发病风险具有重要作用，提倡餐餐有蔬菜(推荐每天摄入 300～500g，深色蔬菜应占 1/2)、天天吃水果(推荐每天摄入 200～350g 的新鲜水果，且果汁不能代替鲜果)，适当摄入各种奶制品(摄入量相当于每天液态奶 300g)，经常吃豆制品(每天相当于大豆 25g 以上)，适量吃坚果；④适量吃鱼、禽、蛋、瘦肉　鱼、禽、蛋和瘦肉可提供人体所需要的优质蛋白质、维生素 A、B 族维生素等，有些也含有较高的脂肪和胆固醇，动物性食物优选鱼和禽类(鱼和禽类脂肪含量相对较低，鱼类中含有较多的不饱和脂肪酸)，蛋类中各种营养成分齐全，吃畜肉应选择瘦肉(瘦肉脂肪含量较低)，应当少吃烟熏和腌制肉类(过多食用烟熏和腌制肉类可增加肿瘤的发生风险)，推荐每周吃鱼 280～525g，畜禽肉 280～525g，蛋类 280～350g，平均每天摄入鱼、禽、蛋和瘦肉总量 120～200g；⑤少盐少油，控糖限酒　我国多数居民目前食盐、烹调油和脂肪摄入过多，这是高血压、肥胖和心脑血管疾病等慢性病发病率居高不下的重要因素，因此我们应当培养清淡饮食的习惯，成人每天摄入食盐不超过 6g，每天摄入烹调油应为 25～30g，过多摄入添加糖可增加龋齿和超重发生的风险，推荐每天摄入糖不超过 50g，最好控制在 25g 以下，水在人的生命活动中发挥着重要作用，应当足量饮水，建议成年人每天饮用水 7～8 杯(1500～1700ml)，提倡饮用白开水和茶水，不喝或少喝含糖饮料，少年儿童、孕妇、乳母不应饮酒，成人如饮酒，每天饮酒的酒精量男性不超过 25g，女性不超过 15g；⑥杜绝浪费，兴新食尚　勤俭节约、珍惜食物、杜绝浪费是中华民族的传统美德，按需选购食物、按需备餐，提倡分餐不浪费，选择新鲜卫生的食物和适宜的烹调方式，保障饮食卫生，学会阅读食品标签，合理地选择食品。创造和支持文明饮食新风的社会环境和条件，应该从每个人做起，回家吃饭，享受食物和亲情，传承优良饮食文化，树健康饮食新风。

　　人体对能量的需求源于能量的消耗。总能量平衡时，能量摄入(比如饮食摄入)和能量消耗(总能量消耗)达到平衡，人体处在一个稳定的状态，即此时可以满足能量消耗的补给的需要。能量平衡是一种动态平衡，然而当能量失衡时，比如能量摄入过多，就会导致生长速度减慢、体重减轻、脂肪堆积，甚至增加诸如冠心病、糖尿病、中风、肥胖等一系列疾病发生的风险。另外很多疾病会影响机体的能量代谢，比如哮喘、慢性阻塞性肺病、气胸、上呼吸道感染、发热、恶性肿瘤、甲状腺功能亢进症、糖尿病、高血压和肾脏疾病等疾病。能量摄入与能量消耗基本相等(不超过 ±5%)为能量平衡，能量摄入大于消耗为能量正平衡，能量摄入小于消耗则为能量负平衡。由此引出了膳食调查、营养状况评价这两个概念。营养调查是为了全面了解某一类人群或某一个个体的营养状况，按照一定的方案和内容进行的调查研究工作。营养调查的目的包括：①通过营养调查了解不同人群的膳食结构和营养状况，发现与膳食、营养素相关的营养问题；②评价居民膳食结构和营养状况的发展，预测发展趋势；③为修订膳食营养素参考摄入量、制订政策法规及社会发展规划提供科学依据。全面的营养调查包括膳食调查、体格检查、临床体征检查、营养水平实验室检查等，在对人群进行营养评价时可综合这 4 个方面的内容，对被调查者营养状况进行综合评定，发现调查人群中存在的营养问题，并提出解决措施。

　　膳食调查是指对个人、家庭或人群在一定时间内各种食物的摄入量及营养素摄入状况的调查。营养状况评价指通过膳食调查、体格检查、营养缺乏类疾病检查和生物化学检查等方法，了解有关的指标参数，并与相应的正常值或参考值进行比较，得到有关人体营养状况的科学认识。

4. 体力活动评估问卷

体力活动指有意识、有目的地、经由人体骨骼肌肉收缩产生的身体活动。一般体力活动分为：①闲暇的体力活动 指玩耍、游戏等娱乐活动，也叫运动；②非闲暇的体力活动 指工作中、生活起居等体力活动。经常性地、有规律地进行体力活动对人体有直接的积极意义，总体上可以降低过早的死亡概率，延年益寿。体力活动不足是心血管疾病、糖尿病、肥胖等疾病的主要危险因素之一，因此，许多国家颁布了国家体力活动指南，以此来评价居民的体力活动水平，制订体力活动推荐量，以增加人们的体力活动，促进人们的身体健康。

研究表明，人们久坐的生活方式和严重的运动不足是导致体能（体适能）明显下降，人体抵抗能力减弱，患病危险概率增加的重要因素。为促进健康，降低患病率和死亡率，2011 年世界卫生组织（WHO）针对不同年龄段的人群制订了详细的全球体力活动指南，即《WHO为促进健康推荐的体力活动量（2011）》，内容为：①5 ~ 17 岁 每天至少应进行 60min 中等到较大强度体力的活动，每天超过 60min 的体力活动将会给身体带来更多的健康益处，每天的体力活动大部分应进行有氧运动，每周至少应进行 3 次较大强度的体力活动；②18 ~ 64 岁 每周至少应进行 150min 中等强度的有氧运动，或每周至少 75min 较大强度的体力活动，或中等和较大强度相结合的运动，为获得更多的健康益处，应将中等强度体力活动时间增加至每周 300min，或将较大强度体力活动时间增加至每周 150min，有氧运动每次至少持续 10min，每周至少应进行 2d 针对主要肌群的力量练习；③65 岁及以上 每周至少应进行 150min 中等强度的有氧运动，或每周至少进行 75min 较大强度的体力活动，或中等和较大强度相结合的运动，为获得更多的健康益处，应将中等强度体力活动的时间增加至每周 300min，或将较大强度体力活动的时间增加至每周 150min，有氧运动每次至少应持续 10min，每周至少应进行 2d 针对主要肌群的力量练习，移动能力较差者每周至少应进行 3 次平衡练习以提高平衡能力、防止跌倒，不能达到上述体力活动推荐量者应在自己的能力和条件允许情况下尽可能多地进行体力活动。

人体应对各种体力活动任务的能力称为体能。体能是良好体质的重要组成部分。经常性地进行劳动或运动等体力活动，能够保持一定的体能以及促进体能的发展，并能使一些个体差异缩小甚至超越；而如果平时很少进行劳动或运动等体力活动，则会使人体体能下降。体能按其所体现出的组成内容可分成两大部分：①基础体能　可以反映一个人的健康状态，与生命和抵抗多种疾病的能力有直接的关系，内容包括心肺耐力、肌肉力量等；②特殊体能　是指在运动项目或者是在某些工作、职业领域中需要的体能，以应对其特殊的体力活动需要，内容包括灵敏性、速度等。要达到和维持良好的体能，必须做到有良好的营养、合理的体力活动和足够的休息。体力活动的测量方法在临床医学监测和运动处方制订等方面具有重要意义，目的是对目标人群或体力活动内容特征进行个性化的行为测量和能量消耗测量。

不运动的人会对外界的轻微变化难以适应，而经常参加体育运动的人，则能适应较大的外界环境变化。缺乏运动会使人的肌肉松弛、无力，这样就很容易造成运动性损伤，缺乏体育锻炼的人，其高血压、动脉硬化、心脏病等血管系统疾病的发病率大大高于经常参加体育锻炼的人，体育运动的不足还会使体内多余的热量转化为脂肪，从而增加肥胖症发生的风险。运动不足是造成心肺衰弱及血管弹性减弱、引起高血压和冠心病的主要原因。但过度运动则会使细胞产生大量超氧化物，可以损害免疫功能，经常过度运动使人体长期处于紧张状态，尤其是频繁而剧烈的运动，肌体处于持续应激状态下，会引起神经内分泌功能紊乱，进而影响免疫功能。

坚持合理运动，可以全面提高身体素质，包括身体的速度、力量、灵活性、耐力、柔韧度等，能使全身各系统各器官都得到全面的发展，使全身各部位功能的潜力充分发挥。坚持合理的体育运动，可以促进疲劳后的器官恢复，对保持和增加身体内在活力、延缓各器官组织的衰老退化具有积极的意义。实验证明，经常进行适量的锻炼，不但可以提高肺部摄取氧气的能力，还可以减少胆固醇的含量，增强血管壁的弹性，使人体的寿命大大延长。只有科学的体力运动，才能延年益寿。

合理选择有益健康的身体活动量（包括活动的形式、强度、时间、频度和总量），应遵循以下 4 项基本原则：①动则有益　对于平时缺乏身体活动的人，只要改变静态生活方式、增加身体活动水平，便可以使身心健康状况和生活质量得到改善；②贵在坚持　机体的各种功能用进废退，只有经常锻炼，才能获得持久的健康效益；③多动更好　低强度、短时间的身体活动对健康的促进作用相对有限，逐渐增加身体活动的时间、频度、强度和总量，可以获得更大的健康效益；④量力适度应以个人体质为度，且要量力而行，体质差的人应从小强度开始锻炼，逐步增量，体质好的人则可以进行活动量较大的体育运动。

5. 心理评估问卷

心理评估是根据心理学的理论和方法，对人的心理品质及其水平所作出的鉴定评价。心理品质一般包括心理过程和人格特征等内容，如情绪、记忆、智力、性格等。心理评估通过对人的心理特质（认知、情绪、个性、能力、行为方式等）、心理状态和水平作出评价和估量，确定其正常或异常的原因、性质和程度，从而为临床心理诊断提供依据，心理评估是开展心理咨询、心理治疗的必要前提和重要基础。心理评估在医学心理学中有着重要的作用，在社区医学心理学中也是如此。在临床中无论是心理疾病还是由理化因素引起的躯体疾病，病人在患病前后及疾病过程中，都会存在不同程度的心理问题或心理障碍。临床医生或社区全科医生要把握和了解病人的心理问题，这对于患者疾病的治疗和身体的康复是十分重要的。同时，掌握这些知识，也是预防和治疗身心疾病的一个重要方面。对于健康人群来讲，掌握心理评估，也有助于开展和促进人群的健康教育工作。世界卫生组织将健康定义为：健康不仅仅是身体没有疾病和虚弱，而且是生理、心理和社会 3 个方面状态完好。自测健康是指被调查者对自己健康状况的主观评价，是目前国际上比较流行的健康测量方法之一。

6. 健康素养评估问卷

健康素养是指个体具有获取、理解和处理基本的健康信息和服务，并运用这些信息和服务做出正确判断和决定，维持和促进健康的能力。健康素养是健康的重要决定因素，受政治、经济、文化、教育等因素的影响和制约，是经济社会发展水平的综合反映。世界卫生组织研究表明：健康素养是预测人群健康状况的较强指标，提高公众健康素养可有效减少健康不公平，显著降低社会成本，建议政府将健康素养纳入公共政策，将提高国民健康素养作为卫生和教育等政策的明确目标。

美国国家医学统计中心研究结果显示：健康素养水平低下会导致多种疾病的发病率和患病率增高，健康素养是健康状况的一个预测因子。Kalichman 通过研究发现，健康素养是影响艾滋病患者治疗和康复的重要因素，功能性健康素养与艾滋病患者的健康状态和健康知识均存在相关；Schillinger 对 2 型糖尿病患者的研究得到了相似的结论，证实健康素养不足的患者血糖自我控制能力差（$OR = 2.0$；95% CI 1.1 ~ 3.7），视网膜病变率更高（$OR = 2.3$；95% CI 1.2 ~ 4.6）。美国、加拿大、爱尔兰、瑞典等 10 多个国家都开展了健康素养大规模人群调查，这些国家大多数采用美国《成人素养调查》问卷和《国际成人素养调查》问卷来评价健康素养水平。这些问卷的评价指标大多是在医疗环境中建立起来的，侧重于对患者健康信息的视读能力、理解能力、运用能力以及计算能力等功能性健康素养的评估。

提升公民健康素养的主要方式和手段是健康教育与健康促进，这也是公共卫生的主要内容，是减少和消除健康不公平的有效方法。2012年起居民健康素养评价指标作为综合反映国家卫生事业发展的评价指标，被纳入国家卫生事业发展规划。中国公民健康素养包括：①3 个方面的健康素养水平　基本知识和理念、健康生活方式与行为、基本技能；②六类健康问题素养水平　安全与急救素养、科学健康观素养、健康信息素养、慢性病防治素养、基本医疗素养和传染病防治素养。我国在具体评估公民健康素养时，主要从以下 3 个方面来评价一个人是否具备健康素养：①是否具有基本的健康知识和理念；②是否具有健康的生活方式与行为；③是否具有维护和促进健康的基本技能。

（二）填写方法

1. **基本要求**

表格填写一律用钢笔或圆珠笔，不得用铅笔或红色笔书写。字迹要清楚，书写要工整。数字或代码一律用阿拉伯数字书写。数字和编码不要填出格外，如果数字填错，用双横线将整笔数码划去，并在原数码上方工整地填写出正确的数码，切勿在原数码上涂改。

各种记录表中，凡有备选答案的项目，应在该项目栏的"□"内填写与相应答案选项编号对应的数字，如性别为男，应在性别栏"□"内填写与"1 男"对应的数字"1"。对于选择备选答案中的"其他"或者是"异常"的选项者，应在该选项留出的空白处用文字填写相应内容，并在项目栏的"□"内填写与"其他"或者是"异常"选项编号对应的数字，如填写"个人基本信息表"中的既往疾病史时，若该居民曾患有"腰椎间盘突出症"，则在该项目中应选择"其他"，既要在"其他"选项后写明"腰椎间盘突出症"，同时在项目栏"□"内填写对应的数字"13"。对各类表单中没有备选答案的项目用文字或数据在相应的横线上或方框内据实填写。

涉及疾病诊断名称时，疾病名称应遵循国际疾病分类标准 ICD – 10 填写，涉及疾病中医诊断病名及辨证分型时，应遵循《中医病证分类与代码》(GB/T15657 – 1995，TCD)。

2. 健康档案编码

建议统一为健康档案进行编码，以国家统一的行政区划编码为基础，村(居)委会为单位，编制居民健康档案唯一编码。同时将建档居民的身份证号作为统一的身份识别码，为在信息平台下实现资源共享奠定基础。

编码采用 17 位编码制：①第一段为 6 位数字，表示县及县以上的行政区划，统一使用《中华人民共和国行政区划代码》(GB2260)；②第二段为 3 位数字，表示乡镇(街道)级行政区划，按照国家标准《县以下行政区划代码编码规则》(GB/T10114 – 2003)编制；③第三段为 3 位数字，表示村(居)民委员会等，具体划分为 001 – 099 表示居委会、101 – 199 表示村委会、901 – 999 表示其他组织；④第四段为 5 位数字，表示居民个人序号，由建档机构根据建档顺序编制。

在填写健康档案的其他表格时，必须填写居民健康档案编号，但只需填写后 8 位编码。

3. 其他

各类表单中涉及的日期类项目，如体检日期、访视日期、会诊日期等，按照年(4 位)、月(2 位)、日(2 位)的顺序填写。

项目二　人体健康检测

【学习目标】

能够根据基本信息制订合理的体检方案；能够参照《人群健康监测人体测量方法》（WS/T 424－2013）进行人体测量（身高、体重、腰围、臀围等）；能够规范地使用人体成分分析仪进行人体成分检测；能够规范地使用基础代谢测定仪进行基础代谢率检测；能够读取医学实验室及仪器检查等检测报告中的有效信息。

【掌握内容】

本模块考核比重为5%，重点掌握人体测量、仪器操作规范、医学实验室及仪器检查等检测报告解读。

【任　务】

一、制订体检方案

医学界把对慢性病、常见病的预防分成了3个阶段：①健康促进，未病先防，关注健康；②早期发现，立即治疗；③康复及预防再复发。体检是健康促进的开始，属于一级预防。健康体检是指通过医学手段和方法对受检者进行身体检查，了解受检者健康状况、早期发现疾病线索和健康隐患的诊疗行为。我们通常进行的体检，是一项涵盖全身多种器官和多种功能的全面性筛检，是针对主要疾病所规划的一套体检项目。

（一）体检方案的设计原则

健康体检（或称健康检查）是指对无症状个体和群体的健康状况进行医学检查与评价的医学服务行为及过程，其重点是对慢性非传染性疾病及其风险因素进行筛查与风险甄别评估，并提供健康指导建议及健康干预方案。健康体检是实施疾病早期预防和开展健康管理的基本途径及有效手段之一，健康体检方案的设计应该遵循的原则包括：①以健康评价和健康风险筛查为目的，重点掌握受检者健康状况、早期发现疾病线索；②体检采用的技术方法或手段要科学适宜，并且要有很好的可及性和可接受性，注意区分健康体检项目和疾病诊断项目，主要用于疾病诊断用途的技术和方法不列入健康体检项目；③保证健康体检的质量和安全，采用临床证明已经成熟、准确、敏感的诊断技术和方法，侵入性和存在较大风险的项目不列入健康体检项目，体检项目所采用的仪器、设备及试剂必须是经 SFDA 认证、有正式批准文号的；④体检项目要充分体现最佳成本－效益原则，引导健康体检合理进行，避免优先采用一些高精尖医疗技术设备，以免加重受检者的经济负担。

（二）体检方案的基本内容

为加强健康体检管理，促进健康体检规范有序进行，保护和增进人民群众健康，国家卫生行政主管部门制订了《健康体检基本项目目录》，该基本项目目录的设置遵循科学性、适宜性及实用性的原则，采用"1＋X"的体系框架。"1"为基本体检项目，基本体检项目是基础，是开展健康体检服务的基本检测项目，也是形成健康体检报告及个人健康管理档案的必需项目，包括健康体检自测问卷、体格检查、实验室检查、辅助检查、体检报告首页等 5 个部分；"X"为专项体检项目，专项体检项目是个体化深度体检项目，主要针对不同年龄、性别及慢性病风险个体进行的专业化筛查项目，包括主要慢性非传染性疾病风险筛查及健康体适能检查项目，专项体检项目提出了每个专项检查的适宜人群和年龄范围，以满足当前我国民众对健康体检及健康管理服务多样化的要求，为我国健康管理（体检）机构的体检项目及套餐设置提供了基本学术遵循，并为进一步研究制订相关技术标准与操作指南提供依据。

1. 健康体检自测问卷

健康体检自测问卷基于现代多维度健康概念和健康测量指标体系，学习借鉴了国内外相关问卷而编写，并已通过信效度检验。健康体检自测问卷的内容除基本信息采集外（基本信息填写项目与国家电子病历及健康档案相一致，符合国家卫生行业信息标准的统一要求），主要包括健康史、躯体症状、生活方式和环境、心理健康与精神压力、睡眠健康、健康素养 6 个维度和 85 个具体条目（问卷 1）。自测问卷的主体内容包括：①健康史　内容包括家族史、现病史、过敏史、用药史、手术史、月经生育史等，除了按照诊断学要求的问诊内容外，重点强调了对主要慢性病家族遗传信息的询问，如早发心血管病家庭史（男性 55 岁，女性65岁）等；②躯体症状　内容设置的主要依据是诊断学和有关的慢性病预防指南，是对主要慢性病风险人群进行的症状与体征的系统询问，包括循环、呼吸、消化、内分泌、神经、泌尿、妇科系统疾病以及视听功能等；③生活方式和环境健康　内容主要依据引起慢性病的生活方式与环境风险因素而设置，包括饮食、吸烟、饮酒、运动锻炼、环境健康风险等，其中不健康饮食、吸烟、过量饮酒、体力活动不足和有害环境暴露均是具有高级别循证医学证据的项目及指标；④心理健康与精神压力　内容包括情绪、精神压力、焦虑和抑郁状态等，该部分内容主要用于精神心理问题的初筛和精神压力的评估；⑤睡眠健康　包括睡眠时间、睡眠质量、睡眠障碍及其影响因素等内容，由于睡眠一方面影响人的健康状况和工作能力，另一方面睡眠问题容易引发多种身心疾病，特别是与心血管系统、糖尿病等慢性非传染性疾病密切相关，故该量表中专门设置了有关睡眠健康的条目内容；⑥健康素养　包括健康理念、健康意识、健康知识和健康技能等内容，是该量表区别于国内外相关或类同量表的创新之处，国内外研究证明，健康素养不但反映了国民的健康基础水平，而且健康素养低可以增加慢性病发生率及疾病负担，应该作为健康体检问卷调查的必须内容。

问卷1　健康体检自测问卷

一、基本信息

姓　　名：　　　性别：□男　□女　　出生日期：　　年　月　日

身份证号：

民　　族：□汉族　　□少数民族_____

出 生 地：　　省　　市　　县

婚姻状况：□未婚　　　　□已婚(含同居)　　□丧偶

□离异　　　　□其他

文化程度：□小学及以下　□初中　　　　　□高中

□中专及技校　□大学本科/专科　□研究生及以上

职　　业：□国家公务员　□专业技术人员　□职员

□企业管理人员□工人　　　　　□农民

□学生　　　　□现役军人　　　□自由职业者

□个体经营者　□无业人员　　　□退（离）休人员
□其他

医保类别：□城镇职工医保□城镇居民医保　□新农合医保
□其他　　　　□无

联系电话：＿＿＿＿＿＿＿＿＿＿

二、健康史－家族史

1. 您的父母或兄弟姐妹是否患有明确诊断的疾病？

　　A. 是　　　　　　　　B. 否

1-1. 请选择疾病的名称：（可多选）

　　A. 高血压病　　　　　B. 脑卒中　　　　　　C. 冠心病

　　D. 外周血管病　　　　E. 心力衰竭　　　　　F. 糖尿病

　　G. 肥胖症　　　　　　H. 慢性肾脏疾病　　　I. 慢性阻塞性肺病

　　J. 骨质疏松　　　　　K. 痛风　　　　　　　L. 恶性肿瘤

　　M. 风湿免疫性疾病　　N. 精神疾病　　　　　O. 其他＿＿＿＿

1-2. 请确定所患的恶性肿瘤名称：

　　A. 肺癌　　　　　　　B. 肝癌　　　　　　　C. 胃癌

　　E. 食管癌　　　　　　F. 结直肠癌　　　　　G. 白血病

　　H. 脑瘤　　　　　　　I. 乳腺癌　　　　　　J. 胰腺癌

　　K. 骨癌　　　　　　　L. 膀胱癌　　　　　　M. 鼻咽癌

　　N. 宫颈癌　　　　　　O. 子宫癌　　　　　　P. 前列腺癌

　　Q. 卵巢癌　　　　　　R. 甲状腺癌　　　　　S. 皮肤癌

　　T. 其他＿＿＿＿

1-3. 您的父亲是在 55 岁、母亲是在 65 岁之前患有上述疾病吗？

　　A. 是　　　　　　　　B. 否

三、健康史－现病史

2. 您是否患有明确诊断的疾病或异常？

　　A. 是　　　　　　　　B. 否

2-1. 请您确认具体疾病或异常的名称：（可多选）

　　A. 高血压　　　　　　B. 脑卒中　　　　　　C. 冠心病

　　D. 外周血管病　　　　E. 糖尿病　　　　　　F. 脂肪肝

　　G. 慢性肾脏疾病　　　H. 慢性胃炎或胃溃疡　I. 幽门螺杆菌感染

　　J. 胃息肉　　　　　　K. 肠道息肉　　　　　L. 慢性阻塞性肺病

M. 哮喘　　　　　　　N. 慢性胰腺炎　　　　O. 骨质疏松

P. 慢性肝炎或肝硬化　Q. 慢性胆囊炎、胆石症　R. 结核病

S. 类风湿性关节炎　　T. 前列腺炎或肥大　　U. 慢性乳腺疾病

V. 人乳头瘤病毒(HPV)感染　　　　　　　W. 血脂异常

X. 尿酸升高　　　　　Y. 恶性肿瘤　　　　　Z. 其他_____

2-2. 请确定您所患的恶性肿瘤名称：

A. 肺癌　　　　　　　B. 肝癌　　　　　　　C. 胃癌

E. 食管癌　　　　　　F. 结直肠癌　　　　　G. 白血病

H. 脑瘤　　　　　　　I. 乳腺癌　　　　　　J. 胰腺癌

K. 骨癌　　　　　　　L. 膀胱癌　　　　　　M. 鼻咽癌

N. 宫颈癌　　　　　　O. 子宫癌　　　　　　P. 前列腺癌

Q. 卵巢癌　　　　　　R. 甲状腺癌　　　　　S. 皮肤癌

T. 其他_____

2-3. 您被诊断患有上述疾病或异常的年龄是：_____岁

四、健康史－过敏史

3. 您是否出现过过敏？

A. 是　　　　　　　　B. 否

3-1. 请选择变应原：(可多选)

A. 青霉素　　　　　　B. 磺胺类　　　　　　C. 链霉素

D. 头孢类　　　　　　E. 鸡蛋　　　　　　　F. 牛奶

G. 海鲜　　　　　　　H. 花粉或尘螨　　　　I. 粉尘

J. 洗洁剂　　　　　　K. 化妆品　　　　　　L. 其他_____

五、健康史－用药史

4. 您是否长期服用药物？(连续服用 6 个月以上，平均每日服用 1 次以上)

A. 是　　　　　　　　B. 否

4-1. 您长期服用哪些药物？(可多选)

A. 降压药　　　　　　B. 降糖药　　　　　　C. 调脂药(降脂药)

D. 降尿酸药　　　　　E. 抗心律失常药　　　F. 缓解哮喘药物

G. 解热镇痛药(如布洛芬等)　　　　　　　　H. 泼尼松类药物

I. 雌激素类药物　　　J. 利尿剂　　　　　　K. 镇静剂或安眠药

L. 中草药　　　　　　M. 避孕药　　　　　　N. 抗抑郁药物

O. 其他_____

六、健康史－手术史

5. 您是否因病进行过手术治疗?

　　A. 是　　　　　　　　B. 否

5－1. 请您选择手术的部位?(可多选)

　　A. 头颅(含脑)　　　　B. 眼　　　　　　　　C. 耳鼻咽喉

　　D. 颌面部及口腔　　　E. 颈部或甲状腺　　　F. 胸部(含肺部)

　　G. 心脏(含心脏介入) H. 外周血管　　　　　I. 胃肠

　　J. 肝胆　　　　　　　K. 肾脏　　　　　　　L. 脊柱

　　M. 四肢及关节　　　　N. 膀胱　　　　　　　O. 妇科

　　P. 乳腺　　　　　　　Q. 前列腺　　　　　　R. 其他_____

七、健康史－月经生育史

6. 您第一次来月经的年龄是:_____岁

7. 您是否绝经?

　　A. 是(绝经年龄:_____岁)　　　　　　B. 否

8. 您结婚的年龄:_____岁

9. 您是否生育过?

　　A. 否

　　B. 是(初产年龄:_____岁,生产_____次,流产_____次)

9－1. 您的孩子是母乳喂养吗?

　　A. 是(哺乳时间为:_____月)　　　　　　B. 否

9－2. 您是否曾患有妊娠糖尿病?

　　A. 是　　　　　　　　B. 否

9－3. 您是否曾患有妊娠高血压?

　　A. 是　　　　　　　　B. 否

八、躯体症状(最近3个月)

10. 您感觉身体总体健康状况如何?

　　A. 好　　　　　　　　B. 一般　　　　　　　C. 差

11. 您感到疲劳乏力或周身明显不适吗?

　　A. 没有　　　　　　　B. 偶尔　　　　　　　C. 经常

12. 您的视力有下降吗?

    A. 没有   B. 轻微   C. 明显

13. 您的听力有下降吗?

    A. 没有   B. 轻微   C. 明显

14. 您有鼻出血或脓血鼻涕吗?

    A. 没有   B. 偶尔   C. 经常

15. 您出现过吞咽不适、哽噎感吗?

    A. 没有   B. 偶尔   C. 经常

16. 您有明显的咳嗽、咳痰吗?

    A. 没有   B. 偶尔   C. 经常

17. 您有过咳痰带血或咯血吗?

    A. 没有   B. 偶尔   C. 经常

18. 您感到胸痛或心前区憋闷不适吗?

    A. 没有   B. 偶尔   C. 经常

19. 您感到有胸闷气喘或呼吸困难吗?

    A. 没有   B. 偶尔   C. 经常

20. 您感到低热(体温偏高)吗?

    A. 没有   B. 偶尔   C. 经常

21. 您感到头晕或头昏吗?

    A. 没有   B. 偶尔   C. 经常

22. 您感到恶心、反酸或上腹部不适吗?

    A. 没有   B. 偶尔   C. 经常

23. 您有过食欲不振、消化不良或腹胀吗?

    A. 没有   B. 偶尔   C. 经常

24. 您有过不明原因跌倒或晕倒吗?

    A. 没有   B. 偶尔   C. 经常

25. 您感到明显的手足发麻或刺痛吗?

    A. 没有   B. 偶尔   C. 经常

26. 您的双下肢水肿吗?

    A. 没有   B. 偶尔   C. 经常

27. 您有排尿困难吗?

    A. 没有   B. 偶尔   C. 经常

28. 您有尿频、尿急、尿痛及尿血吗?

    A. 没有   B. 偶尔   C. 经常

29. 您有腹泻、腹痛或大便习惯改变(如厕时间、次数、形状等)吗?

    A. 没有   B. 偶尔   C. 经常

30. 您出现过柏油样便或便中带血吗?

    A. 没有   B. 偶尔   C. 经常

31. 您出现过不明原因的身体消瘦或体重减轻吗?(体重减轻超过原体重的 10%)

    A. 是   B. 否

32. 您是否发现乳房有包块,并伴有胀痛吗(与月经周期无关)?

    A. 是   B. 否

33. 您有不明原因的阴道出血、白带异常吗?

    A. 是   B. 否

34. 您的身体有过明显的疼痛吗?(外伤除外)

    A. 是   B. 否

34 - 1. 疼痛的部位?

    A. 头   B. 颈肩   C. 咽喉

    E. 腰背   F. 胸部   G. 腹部

    H. 四肢   I. 关节

九、生活习惯 - 饮食

35. 您通常能够按时吃三餐吗?

    A. 能   B. 基本能   C. 不能

36. 您经常暴饮暴食吗?

    A. 是   B. 否

37. 您会吃夜宵吗?

    A. 不吃   B. 偶尔吃   C. 经常吃

38. 您参加请客吃饭(应酬)情况?

    A. 不参加或偶尔参加(1~2 次/月)   B. 比较多(1~2 次/周)

    C. 经常参加(3~5 次/周)   D. 非常频繁(>5 次/周)

39. 您的饮食口味是?

    A. 清淡   B. 咸   C. 甜

    D. 高油脂   E. 辛辣   F. 热烫

40. 您的饮食偏好是?

    A. 熏制、腌制类   B. 油炸食品   C. 甜点

    D. 吃零食(适量坚果除外)   E. 吃快餐

    F. 喝粥(≥2 次/天)   G. 其他

41. 您的主食结构如何?

    A. 细粮为主   B. 粗细搭配   C. 粗粮为主

    D. 不好说

42. 您喝牛奶吗?

    A. 不喝   B. 偶尔喝(1~2 次/周)

    C. 经常喝(3~5 次/周)   D. 每天都喝(>5 次/周)

43. 您吃鸡蛋吗?

    A. 不吃   B. 偶尔吃(1~2 次/周)

    C. 经常吃(3~5 次/周)   D. 每天都吃(>5 次/周)

44. 您吃豆类及豆制品吗?

    A. 不吃   B. 偶尔吃(1~2 次/周)

    C. 经常吃(≥3 次/周)

45. 您吃水果吗?

    A. 不吃   B. 偶尔吃(1~2 次/周)

    C. 经常吃(3~5 次/周)   D. 每天都吃(>5 次/周)

46. 您平均每天吃多少蔬菜?

    A. <100g   B. 100~200g   C. 200~500g

    D. >500g

47. 您平均每天吃多少肉(猪、牛、羊、禽)?

    A. <50g   B. 50~100g   C. 101~250g

    D. >250g

48. 您吃肥肉吗?

    A. 不吃   B. 偶尔吃一点   C. 经常吃

49. 您吃动物内脏吗？

    A. 不吃　　　　　　　　　B. 偶尔吃（1~2 次/周）

    C. 经常吃（≥3 次/周）

50. 您吃鱼肉或海鲜吗？

    A. 不吃　　　　　　　　　B. 偶尔吃（1~2 次/周）

    C. 经常吃（≥3 次/周）

51. 您喝咖啡吗？

    A. 不喝　　　　　　　　　B. 偶尔喝（1~2 次/周）

    C. 经常喝（3~5 次/周）　　D. 每天都喝（>5 次/周）

52. 您喝含糖饮料（果汁、可乐等）吗？

    A. 不喝　　　　　　　　　B. 偶尔喝（1~2 次/周）

    C. 经常喝（3~5 次/周）　　D. 每天都喝（>5 次/周）

十、生活习惯 – 吸烟

53. 您吸烟吗？（持续吸烟 1 年以上）

    A. 不吸　　　　　　B. 吸烟

    C. 吸烟，已戒（戒烟 1 年以上）

    D. 被动吸烟（每天累计 15min 以上，且每周 1d 以上）

53 – 1. 您通常每天吸多少支烟？（_____支）（含戒烟前）

53 – 2. 您持续吸烟的年限是？（_____年）（含戒烟前）

53 – 3. 您戒烟多长时间了？（_____年）

十一、生活习惯 – 饮酒

54. 您喝酒吗？（平均每周饮酒 1 次以上）

    A. 不喝　　　　　　B. 喝

    C. 以前喝，现已戒酒（戒酒 1 年以上）

54 – 1. 您一般喝什么酒？

    A. 白酒　　　　　　B. 啤酒　　　　　　C. 红酒

    D. 什么都喝

54 – 2. 您每周喝几次酒？（含戒酒前）

    A. 1~2 次　　　　　B. 3~5 次　　　　　C. >5 次

54 – 3. 您每次喝几两？（1 两相当于 50ml 白酒，100ml 红酒，300ml 啤酒）

    A. 1~2 两　　　　　B. 3~4 两　　　　　C. ≥5 两

54－4. 您持续喝酒的年限是？（_____年）（含戒酒前）

54－5. 您戒酒多长时间了？（_____年）

十二、生活习惯－运动锻炼

55. 您参加运动锻炼吗？

    A. 不参加　　　　　　　B. 偶然参加

    C. 经常参加（平均每周锻炼3次及以上，每次锻炼＞30min）

55－1. 您常采用的运动锻炼方式（可多选）

    A. 散步　　　　　　　B. 慢跑　　　　　　　C. 游泳

    D. 自行车　　　　　　E. 爬楼梯　　　　　　F. 球类

    G. 交谊舞　　　　　　H. 瑜伽　　　　　　　I. 健身操

    J. 力量锻炼　　　　　K. 登山　　　　　　　L. 太极拳

    M. 其他_____

55－2. 您每周锻炼几次？

    A. 1～2次　　　　　　B. 3～5次　　　　　　C. ＞5次

55－3. 您每次锻炼多长时间？

    A. ＜30min　　　　　B. 30～60min　　　　C. ＞60min

55－4. 您坚持锻炼多少年了？（_____年）

56. 您工作中的体力强度为？

    A. 脑力劳动为主　　　B. 轻体力劳动　　　　C. 中度体力劳动

    D. 重体力劳动　　　　E. 不工作

56－1. 您每周工作几天？

    A. ＜3d　　　　　　　B. 3～5d　　　　　　C. ＞5d

56－2. 您每天平均工作多长时间？（_____小时）

57. 除工作、学习时间外，您每天坐着（如看电视、上网、打麻将、打牌等）的时间是？

    A. ＜2h　　　　　　　B. 2～4h　　　　　　C. 4～6h

    D. ＞6h

十三、环境健康

58. 您的工作，生活场所经常会接触到哪些有害物质？

    A. 无或很少　　　　　B. 噪音、震动　　　　C. 电磁辐射

    D. 粉尘　　　　　　　E. 化学污染　　　　　F. 空气污染

G. 建筑装修污染　　　　H. 烹饪油烟　　　　　　I. 其他_____

十四、心理健康－精神压力（最近2周）

59. 您感到闷闷不乐，情绪低落吗？

　　A. 没有　　　　　　　B. 偶尔　　　　　　　C. 经常

60. 您容易情绪激动或生气吗？

　　A. 没有　　　　　　　B. 偶尔　　　　　　　C. 经常

61. 您感到精神紧张，很难放松吗？

　　A. 没有　　　　　　　B. 偶尔　　　　　　　C. 经常

62. 您比平常容易紧张和着急吗？

　　A. 没有　　　　　　　B. 偶尔　　　　　　　C. 经常

63. 您容易发脾气，没有耐心吗？

　　A. 没有　　　　　　　B. 偶尔　　　　　　　C. 经常

64. 您感到心力枯竭，对人对事缺乏热情吗？

　　A. 没有　　　　　　　B. 偶尔　　　　　　　C. 经常

65. 您容易焦虑不安、心烦意乱吗？

　　A. 没有　　　　　　　B. 偶尔　　　　　　　C. 经常

66. 您感觉压抑或沮丧吗？

　　A. 没有　　　　　　　B. 偶尔　　　　　　　C. 经常

67. 您注意力集中有困难吗？

　　A. 没有　　　　　　　B. 偶尔　　　　　　　C. 经常

十五、睡眠健康

68. 最近1个月，您的睡眠如何？

　　A. 好　　　　　　　　B. 一般　　　　　　　C. 差

68－1. 您睡眠差的主要表现为：

　　A. 入睡困难　　　　　B. 早醒

　　C. 多梦或噩梦中惊醒　D. 夜起　　　　　　　E. 熟睡时间短

　　F. 其他_____

68－2. 影响您睡眠差的主要原因为：

　　A. 工作压力过大　　　B. 负性生活事件

　　C. 环境干扰（如噪音、配偶或室友打鼾等）

　　D. 身体不适或疾病　　E. 气候变化　　　　　F. 药物

G. 倒班或倒时差　　　H. 其他_____

69. 您每天平均睡眠时间为：（不等于卧床时间）

　　A. <5h　　　　　　B. 5～7h　　　　　　C. 7～9h

　　D. >9h

十六、健康素养

70. 您多长时间做一次体检？

　　A. 从来不做　　　　B. 半年　　　　　　C. 1年

　　D. 2～3年　　　　　E. >3年

71. 您是否会主动获取医疗保健知识？

　　A. 是　　　　　　　B. 否

71-1. 您获取医疗保健知识的途径是？

　　A. 电视　　　　　　B. 广播　　　　　　C. 图书和报纸杂志

　　D. 互联网　　　　　E. 卫生机构及医生　　F. 其他_____

72. 您在如厕时会观察二便（大小便）吗？

　　A. 从不　　　　　　B. 偶尔　　　　　　C. 经常

73. 您自测血压、心率吗？

　　A. 从不　　　　　　B. 偶尔　　　　　　C. 经常

74. 您出差或旅游带常用或急救药品吗？

　　A. 从不　　　　　　B. 偶尔　　　　　　C. 经常

75. 您乘坐私家车或出租车时系安全带吗？

　　A. 从来不系　　　　B. 有时系　　　　　C. 每次都系

76. 您经常晒太阳吗？

　　A. 从不　　　　　　B. 偶然　　　　　　C. 经常

77. 您认为以下血压值哪个最理想？

　　A. 140/90mmHg　　B. 120/80mmHg　　　C. 150/100mmHg

　　D. 不知道

78. 您认为成年人腋下体温最理想的范围是？

　　A. 35～36℃　　　　B. 36～37℃　　　　C. 37～38℃

　　D. 不知道

79. 您认为安静状态下成年人最理想的脉搏次数是？

　　A. 30～50次/min　　B. 51～70次/min　　C. 71～90次/min

D. >90 次/min　　　　　E. 不知道

80. 您认为成年人每天最佳食盐量不要超过多少克？
    A. <6g　　　　　　　B. <8g　　　　　　　C. <10g
    D. <12g　　　　　　　E. 不知道

81. 您认为成年人正常的体重指数是多少？
    A. ≤18.5　　　　　B. 18.5~24.9　　　　C. 25~29.9
    D. 30 以上　　　　　E. 不知道

82. 您认为成年人正常的腰围是？
    男性：A. ≤80cm　B. ≤85cm　C. ≤90cm　D. ≤95cm　E. 不知道
    女性：A. ≤70cm　B. ≤75cm　C. ≤80cm　D. ≤85cm　E. 不知道

83. 您认为成人空腹血糖的正常值是？
    A. <3.89mmol/L　　B. 3.89~6.1mmol/L　　C. 6.1~7.0mmol/L
    D. ≥7.0mmol/L　　　E. 不知道

84. 您认为成人三酰甘油的正常值是？
    A. <0.56mmol/L　　B. 0.56~1.7mmol/L　　C. >1.7mmol/L
    D. 不知道

85. 您认为成人总胆固醇的理想值是？
    A. <5.2mmol/L　　　B. 5.2~6.1mmol/L　　C. >6.1mmol/L
    D. 不知道

86. 答完该问卷后，您对自己的健康状态感觉如何？
    A. 很好　　　　　　　B. 比较好　　　　　　C. 一般（还可以）
    D. 不好或较差　　　　E. 不好说

87. 您对该健康自测问卷的总体印象是？
    A. 很好　　　　　　　B. 比较好　　　　　　C. 一般（还可以）
    D. 不好说　　　　　　E. 较差或不好

2. 健康体检基本项目

健康体检基本项目包括体格检查、实验室检查、辅助检查3个部分（表3）。

表3　健康体检基本项目

一级目录	二级目录	主要检查内容
健康体检自测问卷	—	健康史、躯体症状、生活习惯、精神压力、睡眠健康、健康素养等
体格检查	一般检查	身高、体重、腰围、臀围、血压、脉搏
	物理检查	内科(心、肝、脾、肺、肾),外科(浅表淋巴结、甲状腺、乳腺、脊柱四肢关节、肛门),外生殖器(男性),眼科(视力、辨色力、内眼、外眼、眼压),耳鼻咽喉(外耳道、鼓膜、听力、鼻腔、鼻窦、咽喉),口腔(口腔黏膜、牙齿、牙龈、颞颌关节、腮腺),妇科(外阴、内诊)
实验室检查	常规检查	血常规(白细胞计数、红细胞计数、血红蛋白、血小板计数),尿液分析(尿蛋白、尿潜血、尿红细胞、尿白细胞、尿比重、亚硝酸盐),便常规+潜血试验
	生化检查	肝功能(谷草转氨酶、谷丙转氨酶、总胆红素),肾功能(血尿素氮、血肌酐),血脂(总胆固醇、甘油三酯、低密度脂蛋白胆固醇、高密度脂蛋白胆固醇),血糖(空腹血糖、血尿酸)
	细胞学检查	妇科病理学检查
辅助检查	心电图检查	心率及心电图
	X线检查	胸片(肺部、心脏、胸廓、纵隔、膈肌)
	超声检查	腹部超声(肝、胆、胰、脾、肾)

体格检查包括一般检查和物理检查2个部分。一般检查包括身高、体重、腰围、臀围、血压、脉搏;物理检查包括内科、外科、眼科、耳鼻咽喉科、口腔科、妇科检查等。体格检查的内容设置依据为诊断学(第八版),其中血压、体重、腰围及体重指数等指标均具有较高级别的循证医学研究证据,是健康体检和健康管理的重要指标和数据。

实验室检查包括:①常规检查　血常规、尿常规、粪便常规+潜血试验,其中血、尿、粪便常规检查是诊断学(第八版)规定的检查内容,而粪便潜血试验是直、结肠癌早期风险筛查指南中推荐的筛查项目;

②生化检查　肝功能、肾功能、血脂、血糖、尿酸，其中肝、肾功能是诊断学（第八版）规定的检查内容，而血脂、血糖和尿酸等检查项目具有较高的循证医学证据并被国内外慢性病风险预防指南收入；③细胞学检查　宫颈刮片细胞学检查是女性宫颈癌的早期初筛项目。

辅助检查包括心电图检查、X线检查、超声检查3个部分。常规心电图检查和腹部B超检查是诊断学（第八版）和《健康体检管理暂行规定》中要求设置的项目，X线检查项目的设置严格遵循了国家卫生部办公厅发布的《关于规范健康体检应用放射检查技术的通知》中的要求，只设置了对成年人进行胸部X线正/侧位拍片检查，取消了胸部透视检查。

3. 专项体检项目检查

专项体检项目要求：①慢性病早期风险筛查范围包括心血管病（如高血压、冠心病、脑卒中、外周血管病）、糖尿病、慢性阻塞性肺疾病（COPD）、慢性肾脏疾病、部分恶性肿瘤（如食道癌、胃癌、直结肠癌、肺癌、乳腺癌、宫颈癌、前列腺癌）等；②所有专项检查项目均列出了相应的指南和重要研究报告，以便查询（表4）。

表4　健康体检专项项目

一级目录	二级目录	主要检查内容
心脑血管疾病风险筛查	高血压风险筛查（20岁以上）	早发高血压家族史、吸烟史、饮酒史、高盐饮食、长期精神紧张、头昏、头痛、眩晕等，诊室血压（连续3次）、动态血压监测、脉搏波传导速度（PWV）、踝臂指数（ABI）、心电图、血管超声、胸部X线片、眼底血管照相、空腹血糖、血脂四项、同型半胱氨酸、超敏C反应蛋白、肾素等
	冠心病风险筛查（40岁以上）	冠心病病史及早发家族史、心前区疼痛、压迫感及胸部不适等，血压、PWV、ABI、血管内皮功能（FMD）检查、心脏彩色超声、颈动脉超声、动态心电图、心电图运动试验、螺旋CT断层扫描冠脉成像（CTA）、空腹血糖、血脂四项、载脂蛋白a、载脂蛋白b、脂蛋白（a）、血乳酸脱氢酶及其同工酶、血清肌酸激酶及同工酶、肌红蛋白、肌钙蛋白I、血肌酐、尿微量白蛋白、超敏C反应蛋白、白介素-6、肿瘤坏死因子、纤维蛋白原、同型半胱氨酸等

续表

一级目录	二级目录	主要检查内容
	脑卒中风险筛查(40岁以上)	高血压、慢性房颤、扩张性心肌病、风湿性心脏病病史及早发家族史、头痛、头昏、眩晕及短暂性脑缺血发作(TIA)等,血压及动态血压检查、PWV、ABI、FMD、心脏彩色超声、颈动脉超声、经颅多普勒(TCD)、眼底血管照相、头颅CT,空腹血糖、血脂(同冠心病)、血肌酐、尿微量白蛋白、血黏度监测、血小板聚集、超敏C反应蛋白、纤维蛋白原、同型半胱氨酸等
	外周血管病风险筛查(50岁以上)	高血压或脑卒中家族史、高血压、脑卒中、房颤、颈动脉狭窄、腹主动脉瘤等病史、头痛、头晕、乏力、下肢水肿及跛行等,血压及四肢血压测量、足背动脉触诊、颈部、腹部听诊(血管杂音)、血管超声、PWV、ABI、FMD,空腹血糖、血脂(同冠心病)、血肌酐、尿微量白蛋白、超敏C反应蛋白、纤维蛋白原、同型半胱氨酸等
2型糖尿病风险筛查(35岁以上)	空腹血糖受损(IFG)、糖耐量异常(IGT)、糖调节受损(IFG + IGT)	出生体重,糖尿病家族史,妊娠糖尿病、高血压、冠心病史、血糖及血脂异常史、饮食与运动情况、口渴、多饮、多尿、多食、体重下降、倦怠乏力等,体重指数、腰围与腰臀比、脂肪率、血压、PWV、ABI、FMD,空腹血糖、餐后2h血糖、OGTT、糖化血红蛋白、糖化白蛋白、血脂(同冠心病)、尿糖、尿酮体、尿微量白蛋白、胰岛素、C-肽、超敏C反应蛋白、同型半胱氨酸等
慢性阻塞性肺疾病风险筛查(50岁以上,吸烟者40岁以上)	—	吸烟史、慢性支气管炎、哮喘病史、慢性咳嗽、咳痰、气短、喘息、胸闷等,肺功能检查、胸部X线检查、胸部CT检查,血沉、白细胞、红细胞、红细胞比容等

续表

一级目录	二级目录	主要检查内容
慢性肾病（CKD）风险筛查[21]（40岁以上）	—	肾脏疾病家族史、慢性肾炎及蛋白尿、高血压、糖尿病病史等，眼睑水肿、血尿、尿少、疲乏、厌食、恶心、呕吐等，血压、肾脏超声检查，血肌酐、尿微量白蛋白等
恶性肿瘤风险筛查	肺癌（50岁以上）	肺癌家族史，吸烟史、咳嗽、胸痛、痰中带血、长期低热等胸部低剂量 CT，肿瘤标志物 NSE、CYFRA21-1、CEA、SCC
	乳腺癌（35岁以上女性）	乳腺癌家族史，乳腺疾病史、婚育史、月经史、乳房胀痛（与月经周期无关）、乳头异常分泌物等，乳腺超声检查、乳腺钼钯检查，肿瘤标志物 CA-153、CA-125、CEA
	宫颈癌（21岁以上女性）	宫颈癌家族史，月经史、生育史、不洁性生活史、白带异常、阴道出血等，宫颈液基薄层细胞学检查（TCT）、人乳头瘤病毒测试（HPV），肿瘤标志物 SCC、CEA
	直结肠癌（50岁以上）	直结肠癌家族史，慢性结肠炎及肠息肉病史，下腹痛、便血、黏液便、大便频次等，肛诊、大便潜血、结肠镜、气钡双重造影，肿瘤标志物 CEA、CA-199、CA-242
	胃癌（50岁以上）	胃癌家族史，胃溃疡、胃肠息肉病史等，腹痛、腹泻、消瘦、柏油便等，胃镜检查、气钡双重造影、幽门螺杆菌检查（HP）、胃蛋白酶原及胃泌素测量等，肿瘤标志物 CA72-4、CEA
	前列腺癌（45岁以上男性）	前列腺癌家庭史，慢性炎症史，反复尿频、尿急及血尿等，前列腺触诊检查、前列腺超声检查，肿瘤标志物 PSA、FPSA
其他项目	—	体适能检测、骨密度检测、心理测评、中医体质辨识、功能医学检测等

4. 健康体检报告首页

体检报告首页是健康体检基本项目与健康体检产出的统一要求，是未来将健康体检纳入国家健康信息统计的基本途径。通过规范体检报告首页和体检信息收集与统计标准，为开展检后管理和体检数据的挖掘利用提供基本依据。健康体检报告首页也是根据国家卫生信息标准化要求，参照电子病历首页和居民健康档案首页的设置格式，依据现行健康体检基本项目目录和健康体检自测问卷的主要内容而形成的体检信息摘要。内容除基本信息外，还包括健康自测问卷结果以及发现的主要健康危险因素、健康体检基本项目结果摘要、已明确诊断的主要疾病和异常、健康风险评估与风险分层等（附表12）。

（三）体检方案的制订方法

1861年，英国医生Dobell提出：定期体检可以预防疾病及死亡，对于没有明显病症的市民，如果能够由受过良好教育的医生们来进行包括家族史、个人病史、生活环境、生活习惯的调查，对身体器官的状态、机能及体液、分泌物做显微镜检查等，并结合检查结果给以必要的建议，对于民众的健康是有益的。健康检查不仅可以使健康人群加深对自我身体机能的了解，改变不良的生活习惯，避免导致疾病的危险因子产生，更重要的是可以帮助人们科学地了解和维护健康，最大限度降低疾病的困扰。随着社会的进步与科技的发展，我国公众的健康意识在逐步加强，健康理念已被人们更广泛地接受，合理健康投资、定期健康体检和营造健康生活已经成为很多人群的共识，定期进行健康体检以期提早发现隐患正成为人们一种新的消费需求。

体检的内容包括健康体检、健康评估、健康教育、保健服务、就医服务5个方面（图1），由于信息的不对等，受检者在体检过程中缺乏专业性指导，加之体检机构提供的体检方案多是固定套餐或价格套餐的组合，没有个体针对性，故容易造成漏检或过度检测。

现有的体检套餐推荐系统，大部分是根据问卷推荐固定套餐供用户选择，并且让用户自行增减其中的项目，问卷和套餐之间基本没有什么关联，不能根据个体情况针对性地定制体检套餐。从受检者角度来说，在体检环节也需要得到更全面、更科学的服务，尤其是对体检套餐的个性化定制以及精准化的管理有较高需求；从体检机构角度来说，当下主流体检套餐更多的是价格套餐的组合，虽然有一部分会参考年龄和性别以及发病规律特点，但是对于个体来讲缺少针对性，不能全面评估个体

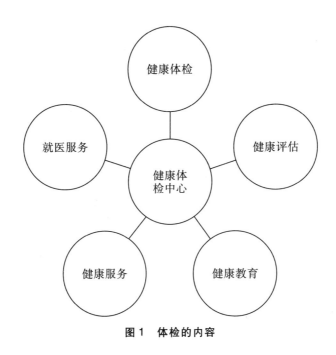

图1 体检的内容

的健康状况。我国健康体检产业正处于快速成长期，从政府导向和市场需求判断，健康体检产业的前瞻性预判有以下几个特点：①医检分离是发展趋势；②健康体检产业将横向整合，纵向开发；③健康体检与医疗保险将合二为一；④有条件时健康体检与疾病诊断相结合，发展成为体检诊断中心。基于这两方面的影响，在体检方案的制订实践中应该把视角关注于"个性化定制"，个性化健康体检是在两个维度上给予筛查：①发现疾病、寻找病因并积极治疗，对于已患疾病防止其进展和延缓并发症的发生；②通过体检发现边缘及异常指标，进行健康风险的评估与预测，予以疾病前的干预，得到未病先防的效果，临床早期早发现、早治疗。个性化体检方案主要依据不同性别、各年龄阶段的健康危险因素、易患疾病和高死亡原因的差异，以及不同职业、经济支付能力、既往健康状况、家族史、饮食习惯、特殊嗜好、运动情况、工作压力进行设计，从而为个体积累健康基础信息，发现高危人群、亚健康状态者和早期患者。个性化健康体检针对性强，涉及范围较小，能提高检出率，节省检查费用。

　　健康体检方案要有针对性，要按年龄、性别、人群等分类进行个性化体检，同时要避免过度体检（过度体检会增加潜在风险，如甲状腺性结节、甲状腺癌等与过度的 X 线曝光有关系）。体检套餐的制订应当遵循"1＋X"的原则，即基础项目（包含人体各个器官系统的检查）联合 X 项目（以年龄、地域、性别、家族史、既往病史等因素做参考）。

具体来讲，个体化体检方案制订应注意：①基础项目　不论哪类人群都必须要做，这类项目包括身高、体重、血压、脉搏、腰围、血常规、尿常规、肝功能、肝炎病毒、常规心电图、胸部正侧位片、肝胆脾胰超声等；②X 项目　35 岁以上男性目标人群应增加空腹血糖、血脂系列、肾功能（血尿酸）、基础免疫功能检测、PSA 前列腺肿瘤标志物、心向量、胃幽门螺杆菌检查、双肾膀胱输尿管前列腺超声、胸部 CT 平扫等检查，已婚女性目标人群应增加妇科检查、BV 阴道菌群、TCT 宫颈癌筛查、乳腺钼钯或超声、子宫及附件超声等检查（随着年龄的增高建议增加妇科肿瘤标志物等检查），45 岁以上的目标人群应增加心功能检测、动脉硬化检测、脑血流图、骨密度、多项肿瘤标志物、亚健康检测、食物不耐受、颈椎检查、心脏超声、冠脉 CT，如有高血压者应做头部脑血管造影（如果经济状况允许还可以做全身肿瘤扫描等检查），50 岁以上的目标人群建议在上述体检项目的基础上增加眼科全套检查、耳鼻喉科全套检查、多项肿瘤标志物、头部和颈椎的磁共振、PET/CT 全身肿瘤扫描等项目。

针对超重/肥胖人群，在制订个体化体检方案时应注意：①单纯性肥胖　基础检查肝功、肾功、血脂、血糖，专科检查肥胖基因检测；②肥胖伴糖尿病　基础检查肝功、肾功、血脂、血糖，专科检查糖尿病基因检测、糖化血红蛋白、C 反应蛋白、胰岛素测定、OGTT 试验、同型半胱氨酸、眼底病变检查、神经末梢检查；③肥胖伴高血压　基础检查肝功、肾功、血脂、血糖，专科检查高血压基因检测、血管紧张素、血管弹性检查、动态血压监测；④肥胖伴高血脂　基础检查肝功、肾功、血脂、血糖，专科检查载脂蛋白、血浆胰岛素、乳糜试验、代谢性基因检测、肝脏 B 超、血管弹性检查、脑血流图、血液流变学检查；⑤肥胖伴高尿酸　基础检查肝功、肾功、血脂、血糖，专科检查代谢性疾病基因检测、尿酸、肾超声、关节影像学检查；⑥肥胖伴多囊卵巢综合征　基础检查肝功、肾功、血脂、血糖，专科检查代谢性疾病基因检测、雄激素、生殖系统彩超；⑦肥胖伴甲状腺功能减退　基础检查肝功、肾功、血脂、血糖，专科检查代谢性疾病基因检测、甲状腺功能测定、甲状腺彩超。

（四）体检方案的实施方法

我国的健康体检机构数量不断增长、规模不断扩大、服务人群逐年增加，所提供的医学服务也开始向着专业化、信息化、规范化的方向发展。但一些地方重数量与经济效益、轻质量与服务水平的现象比较突出，特别是一些机构仍停留在单一的体检服务层面，不能提供连续的体检后健康干预及跟踪服务。健康体检作为一个产业有着巨大的潜力，是一个新兴的朝阳产业。健康体检行业部分国家标准的出台，使体检有望从传统的辨病体检向健康检查评估转变，从单纯的体检服务向健康风险干预、健康维护、促进医学服务转变，从以患者为中心的被动医学服务模式向以人为中心，主动连续、全程现代的主动医学服务模式转变。

随着人民生活水平的提高以及人们健康意识的增强，受检者会更加关注自身的身体健康状况，在体检环节也需要得到更全面、更科学的服务，尤其是对体检套餐的个体化定制以及精准化的管理有较高需求。因此，体检方案的科学实施要从两方面加以考虑：①自测问卷的专业性、权威性　健康体检自测问卷的价值等同于临床问诊价值，问卷的信息价值等同于物理诊断及仪器检查的价值，能为体检项目个体化设置、检后健康风险评估以及健康管理服务提供基础信息，自测问卷结果必须能够科学全面体现用户的身体健康信息；②分析系统的标准化、系统化　随着居民健康信息（是 2014 年公布的全科医学与社区卫生名词，具体指一个人从出生到死亡的整个过程中其健康状况的发展变化情况以及所接受的各项卫生服务记录的总和）、居民健康卡（由国家卫生健康委员会统一标准推进实施、面向全国居民发放、在全国医疗卫生机构通用、方便居民看病就医及实现健康管理的基础载体）、居民健康档案（指居民身心健康过程的规范、科学记录，是以居民个人健康为核心、贯穿整个生命过程、涵盖各种健康相关因素、实现信息多渠道动态收集、满足居民自身需要和健康管理的信息资源）政策和制度的实施推行，电子健康档案成为推动卫生信息化建设重要一环，因此，按照医学理论基础制订的个性化体检项目以及由此获取的受检者健康基本信息、综合健康状况评估、健康风险评估以及健康管理服务应具有统一化的管理后台，能够积累标准化、系统化的健康体检大数据，这对于开展健康管理的研究以及健康管理的进展具有重要意义。

1. 一般要求

开展健康体检基本项目的机构和人员必须符合前卫生部《健康体检管理暂行规定》的要求，具有相应的执业资质并持证上岗，并具备完成健康体检基本项目(健康体检基本项目、健康体检自测问卷、体检报告首页)内容所规定的场地、仪器设备、质量控制及信息化要求。

2. 体检基本项目目录的使用要求

该目录是开展健康体检服务的基础，健康管理(体检)机构，必须在保证完成基本项目目录的前提下，方可根据所在地区的实际情况和健康管理机构具备的人员、技术设备等条件有选择地开展备选项目，特别是推荐开展与心血管疾病、糖尿病、部分恶性肿瘤相关的风险筛查与监测项目。考虑到我国体检机构设备条件及发展的不均衡性，允许对体检项目目录中的具体指标及内容(三级指标和内容)适当放宽，如血脂四项(甘油三酯、总胆固醇、低密度脂蛋白、高密度脂蛋白)中不一定均要做高密度脂蛋和低密度脂蛋白，只要求完成总胆固醇和甘油三酯两项即可。

设计专项体检项目检查时必须首先参考基本项目内容，以避免项目的重复检查(如血压、体重指数检查为基本项目，在冠心病、脑卒中风险筛查套餐中未再列入)；按照卫生健康委员会有关规定，基本体检项目不包含"乙肝五项"及除 X 线胸片外的有关放射检查；体检基本项目适合成人健康体检，不包含妇幼保健、职业病、入职(入学)体检，不涉及疾病的诊断与治疗评价。

3. 健康体检自测问卷的使用要求

健康体检自测问卷是开展健康体检基本项目服务的重要内容之一，问卷获取的健康信息及数据与医学检查设备获取的健康信息同等重要，为形成健康体检报告首页的重要内容和开展检后健康评估与开展个性化健康管理服务提供基础信息。各级各类健康管理(体检)机构必须将体检自测问卷纳入开展健康体检服务的必备项目及体检套餐。该问卷主要适用于 18 岁以上成人。问卷采用多样化采集方式，包括电子问卷、纸质问卷、面对面问答、远程移动终端等。答题前先仔细阅读问卷引导语与答题要求及注意事项，建议每个被检者必须完成自测问卷后方可获取健康评估及健康指导报告。对自测问卷填写不符合要求或存在漏填、错填、误填者要及时剔除，以免影响体检报告首页的质量。

4. 填写体检报告首页的注意事项

体检报告首页是基于健康体检项目和健康自测问卷信息采集基础上形成的个人体检信息摘要。填写体检报告首页内容时应该注意以下几点：①突出重点　即突出体检发现的主要疾病及异常，指出健康风险分层及健康走向；②规范化　即指按照体检报告首页的统一格式及要求进行填写，以便于体检信息的互通、互享、统计分析及交流；③个性化即要反映每一个受检者的实际情况和体检结果的针对性。

二、人体测量技术

(一)定义

1. 人体测量

人体测量指对人体有关部位长度、宽度、厚度和围度的测量，可以较好地反映患者的营养状况，通过人体测量可以对病人的营养状态进行一定程度的评价。

2. 身高

身高即站立位足底到头部最高点的垂直距离。身高(长)(3岁以下儿童需要测量身长)增长与种族、遗传、营养、内分泌、运动和疾病等因素有关，一般急性或短期疾病与营养波动不会明显影响身高。身高(长)测量通常应用于正常人群营养状况评价。

3. 体重

体重即人体总重量(裸重)，是营养评价中最简单、直接和常用的指标。尽管测量中影响因素较多，但体重的测量值仍是反映机体营养状况的直接参数。青少年期体重可反映他们的生长发育与营养状况，疾病情况下可反映机体合成代谢与分解代谢的状态。但由于受机体水分多少的影响，肥胖或水肿病人体重值常不能反映真实体重和营养状态。

4. 腰围

腰围在一定程度上反映了腹部皮下脂肪的厚度和营养状态，是间接反映人体脂肪分布状态的指标。成人腰围可反映腹部脂肪分布情况，在肥胖的儿童青少年中，表现向心性肥胖的较少，男孩和女孩在成长和性成熟阶段可出现不同的脂肪堆积形式，其腰围是否能作为向心性肥胖的评价指标尚未得到证实。国际糖尿病联盟提出用腰围作为诊断代谢综合征的必需危险因子，并提供了不同地域人群的不同标准。腰围指腋中线肋弓下缘和髂嵴连线中点的水平位置处体围周长，12 岁以下儿童以脐上 2cm 为测量平面。

5. 臀围

臀围指经臀峰点水平位置处的体围周长，臀围的大小，不仅可以反映出人的体型特点，同时，保持臀围和腰围的适当比例关系，对成年人体质和健康及其寿命有着重要意义。

6. 皮褶厚度

皮褶厚度指皮肤和皮下组织的厚度，可以反映人体皮下脂肪的含量，其与全身脂肪含量具有一定的线性关系，通过测量不同部位的皮褶厚度来推算全身的脂肪含量，可以反映人体皮下脂肪的分布情况。临床常用皮褶厚度估计脂肪消耗情况，并作为评价能量缺乏与肥胖程度的指标。由于使用的皮褶厚度计不同，测量误差较大，一般要求在同一部位测定 3 次，取平均值。皮褶厚度测量受不同测量误差及肌肉量和年龄影响，因此不能单一作为评价疾病预后的指标，但用于大规模人群调查时是较为理想的评价指标。

（二）方法

1. 身高

1）测量条件

适合于 2 岁以上人群，测量时被测量者应免冠、赤足，解开发髻，室温 25℃ 左右。

2）测量工具

立柱式身高计，分度值 0.1cm，有抵墙装置。滑测板应与立柱垂直，滑动自如。

3）测量方法

被测量者取立正姿势，站在踏板上，挺胸收腹，两臂自然下垂，脚跟靠拢，脚尖分开约 60°，双膝并拢挺直，两眼平视正前方，眼眶下缘与耳廓上缘保持在同一水平。脚跟、臀部和两肩胛角间的三个点同时接触立柱，头部保持正立位置（图 2）。测量者手扶滑测板轻轻向下滑动，直到底面与头颅顶点相接触，此时观察被测者姿势是否正确，确认姿势正确后读数。

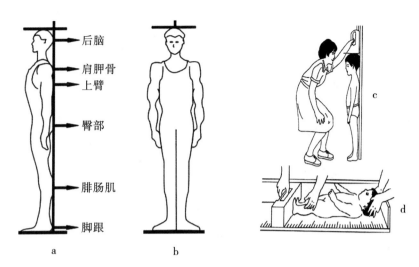

后脑
肩胛骨
上臂
臀部
腓肠肌
脚跟

a   b   c   d

图2 身高的测量

(a图与b图为成人测量体位，c图为>3岁儿童测量体位，d图为≤3岁儿童测量体位)

4）读数与记录

读数时测量者的眼睛与滑测板底面在同一个水平面上，读取滑板底面对应立柱所示数值，以厘米为单位，精确到0.1cm。

2．体重

1）测量条件

适合于2岁以上人群，测量应在清晨、空腹、排泄完毕的状态下进行，室温25℃左右。

2）测量工具

经计量认证的体重秤，分度值≤0.1kg。使用前将体重秤以20kg标准砝码为参考物校准体重计，误差不得超过±0.1kg，测量时将体重计放置平稳并调零。

3）测量方法

被测者平静站立于体重秤踏板中央，两腿均匀负重，免冠、赤足、穿贴身内衣裤(图3)。

4）读数与记录

准确记录体重秤读数，精确到0.1kg。

3．腰围

1）测量工具

玻璃纤维软尺。

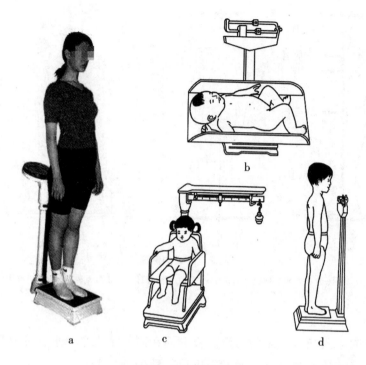

图3 体重的测量

（a图为成人测量方法，b图为婴儿测量方法，c图为幼儿测量方法，d图为学龄儿童测量方法）

2）测量部位

以双侧腋中线肋弓下缘和髂嵴连线中点位置为测量平面，12岁以下儿童以脐上2.0cm为测量平面。

3）测量方法

被测者取站立位，两眼平视前方，自然均匀呼吸，腹部放松，两臂自然下垂，双足并拢（两腿均匀负重），充分裸露肋弓下缘与髂嵴之间测量部位，在双侧腋中线肋弓下缘和髂嵴连线中点处做标记。将软尺轻贴住皮肤，经过双侧标记点，围绕身体1周，平静呼气末读数（图4）。

4）读数与记录

以厘米为单位，精确到0.1cm。重复测量1次，2次测量的差值不得超过1.0cm，取2次测量的平均值。

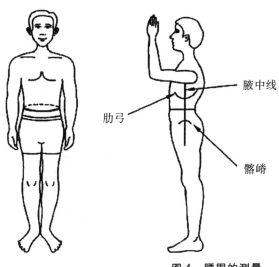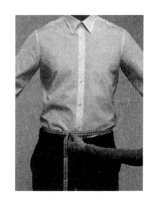

腋中线

肋弓

髂嵴

图4 腰围的测量

4. 臀围

1）测量工具

玻璃纤维软尺。

2）测量部位

臀部最高点平面体围。

3）测量方法

被测者取站立位，两眼平视前方，自然均匀呼吸，腹部放松，两臂自然下垂，双足并拢（两腿均匀负重），穿贴身内衣裤。将软尺贴皮肤，经过臀部最高点，围绕身体1周（图5）。

4）读数与记录

测量2次，2次差值不超过1.0cm，取2次测量的平均值。以厘米为单位，精确到0.1cm。

5. 皮褶厚度

1）三头肌

（1）测量工具

使用专用皮褶测量卡尺，分度值0.1cm。使用前需按要求校准仪器零点并调整压力。

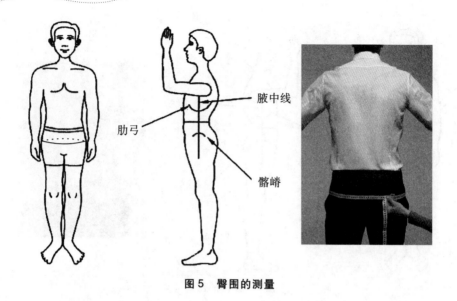

图5 臀围的测量

（2）测量部位

在右臂三头肌位置上，以右上臂肩峰与尺骨鹰嘴连线中点为测量点，用标记笔做标记。

（3）测量方法

被测者取站立位，双足并拢，两眼平视前方，充分裸露被测部位的皮肤，肩部放松，两臂垂放于身体两侧，掌心向前。测量者站在被测者后方，在标记点上方约 2.0cm 处垂直于地面方向用左手拇指、食指和中指将皮肤和皮下组织夹提起来，形成的皮褶平行于上臂长轴（图6）。右手握皮褶计，钳夹部位距拇指 1.0cm 处，慢慢松开手柄后迅速读取刻度盘上的读数。

（4）读数与记录

以毫米为单位，精确到 1.0mm。连续测量 2 次，若 2 次误差超过 2.0mm，则需测第 3 次，取 2 次最接近的数值求其平均值。

2）肩胛下角

（1）测量工具

使用专用皮褶测量卡尺，分度值 0.1cm。使用前需按要求校准仪器零点并调整压力。

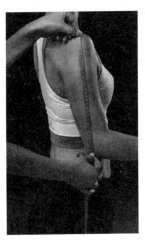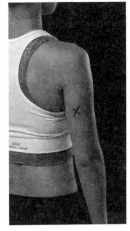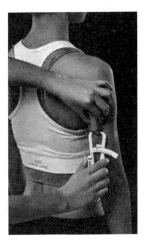

图6　三头肌皮褶厚度的测量

（2）测量部位

触摸到右肩胛下角，在此点用标记笔做标记。

（3）测量方法

被测者取站立位，双足并拢，两眼平视前方，充分裸露被测部位的皮肤，肩部放松，两臂垂放于身体两侧，掌心向前。测量者站在被测者后方，左手拇指和食指提起并捏住标记处皮肤及皮下组织，形成的皮褶延长线上方朝向脊柱，下方朝向肘部，呈45°角（图7）。右手握皮褶计，钳夹部位距拇指1.0cm处，慢慢松开手柄后迅速读取刻度盘上的读数。

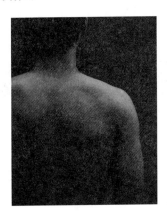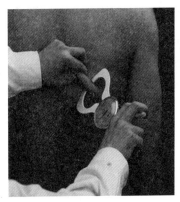

图7　肩胛下角皮褶厚度的测量

（4）读数与记录

以毫米为单位，精确到 1.0mm。连续测量 2 次，若 2 次误差超过 2.0mm，则需测第 3 次，取 2 次最接近的数值求其平均值。

3）髂前上棘

（1）测量工具

使用专用皮褶测量卡尺，分度值 0.1cm。使用前需按要求校准仪器零点并调整压力。

（2）测量部位

以手触摸到右髂前上棘，在此点用标记笔做标记。

（3）测量方法

被测者取站立位，双足并拢，两眼平视前方，被测部位充分裸露，肩部放松，两臂垂放于身体两侧。测量者站在被测者右前侧，左手拇指、食指和中指轻轻提起并捏住标记处皮肤及皮下组织，形成的皮褶延长与身体长轴成 45°角（图 8）。右手握皮褶计，钳夹部位距拇指 1.0cm 处，慢慢松开手柄后迅速读取刻度盘上的读数。

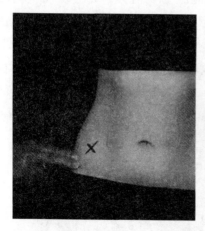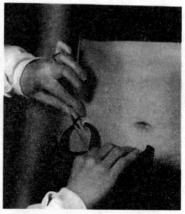

图 8　髂前上棘皮褶厚度的测量

（4）读数与记录

以毫米为单位，精确到 1.0mm。连续测量 2 次，若 2 次误差超过 2.0mm，则需测第 3 次，取 2 次最接近的数值求其平均值。

三、仪器检查与医学实验室检测

（一）人体成分分析仪

人体成分是指组成人体各组织器官的总成分，其总重量就是体重，包括：①脂肪成分　称为体脂重，体脂重占体重的百分比是体脂率，脂肪成分又能反映人体的胖瘦程度，对制订胖瘦标准及体型评定等具有重要意义；②非脂肪成分　称为瘦体重或去脂体重，包括内脏、骨骼、肌肉、水分、矿物盐等各种成分的重量，非脂肪成分的测量对身体健康具有十分重要的意义，特别是身体的水分含量（如人体总水分、细胞内水分和细胞外水分），它们对于评价人体健康状况和身体细胞内外体液平衡状况有重要意义。身体成分是反映人体生长发育内在结构比例特征的指标，人体的内在结构成分不同，机能运动各不相同，各个成分之间恒定一定的比例，才能维持正常的生理机能。水、蛋白质、脂肪、无机物4种人体成分在人体中的比例大致上为 55∶20∶20∶5，一旦各种比例失调，破坏了正常生理机能活动，就会影响人体的正常发育和健康。

目前测量人体成分的主要方法有总体水法、总体钾法、水下称重法、皮褶计法、生物电阻抗分析法。此外，还有近年来发展起来的双能X射线吸收法、计算机断层成像法、磁共振法、中子活化分析法等。总体来讲，测量人体成分的理想方法应当是相对廉价、受测者易于接受、可由非专业人员操作、结果准确且重复性高的方法，如果需要在远离大医院和研究中心的地方使用，还要求设备应当是容易携带的。相比之下，生物电阻抗分析法是相对理想的测量方法。

1780 年，意大利神经生理学家 Galvani 通过观察青蛙的神经肌肉收缩现象，创立了生物电理论。研究证明：人体组织中的非脂肪组织（含水较多）具有比脂肪组织更小的电阻抗，当交流电流加于人体时，电流将主要通过非脂肪组织，且通过细胞内、外路径电流的比例与频率有关——在低频情况下，由于细胞膜电容的存在，细胞内路径的电阻相当大，电流基本上只通过细胞外路径；随着电流频率的增加，通过细胞内路径的电流的比例将增大。在生物电理论基础上形成和发展起来的生物电阻抗技术，发展至今已有 240 多年的历史，科技进步使得现代生物电阻抗技术具有无创、廉价、安全、无毒无害、操作简单和功能信息丰富等特点。近年来基于生物电阻抗技术的人体成分分析仪以及人体成分测量与研究已广泛应用于运动医学、康复医学、临床医学、体育科研、医疗体检、国民体质监测、健身美体医学等多个领域。

1. 工作原理

人体最基本的功能单位是细胞，细胞被细胞膜所包被。细胞膜是细胞和周围环境之间的屏障，也是细胞接受外界或其他细胞影响的门户，细胞膜允许某些物质有选择地通过，同时又严格地保持细胞内物质成分的稳定。细胞环境中的各种物理性刺激，体内产生的激素和递质等化学性刺激物，首先作用于细胞膜，然后再影响细胞内的各种生理过程。细胞膜的性质及其变化从细胞水平上反映人体的生理、病理状态及变化。

在具有电阻、电感和电容的电路里，对交流电所起的阻碍作用叫作阻抗，阻抗包括导体的电阻、电容的容抗和电感的感抗。体液是导电介质，具有电阻；细胞内部和外部都是可以导电的体液，但被细胞膜隔开，因此具有电容效应，细胞膜相当于电容，具有容抗。不同的组织、器官具有不同的构成特点和组成成分，表现出相应的阻抗特性。

生物电阻抗是利用生物组织与器官的电特性及其变化来提取与人体生理、病理状况相关的生物医学信息的一种无损伤检测技术，是借助置于体表的电极系统向检测对象送入一微小的交流测量电流或电压，检测相应的电阻抗及其变化情况，然后根据不同的应用目的，获取相关的生理和病理信息。全信息生物阻抗检测方法可以准确地检测和区分脂肪、肌肉、矿物质和含水物质等人体组成成分，还可以对组织中的水肿、血肿、气肿和肺内粉尘等作出鉴别。这对于各类人群的健康调查，儿童生长发育中营养状况的评价，指导运动员训练、提高竞赛成绩，正确地进行减肥和健美锻炼以及相关疾病的诊断等是一种非常方便且有效的方法。

2. 操作流程

（1）评估

询问受测者体内是否装有起搏器及心脏支架、身上是否携带金属物品、测量前15min有无剧烈运动。

（2）仪器准备

开机，打开电脑 MDAPP，登录（登录名及密码均为 admin），用酒精喷壶喷于餐巾纸上对仪器测试者接触点进行消毒。

（3）测试者准备

解释检测目的和方法；提醒并协助受测者脱去鞋袜，必要时脱去外衣，并将身上手机及金属物品(钥匙、硬币、项链)移除。

(4)信息采集

登陆后进入会员管理，点击"新增"模块，录入会员信息，点击"保存"；进入测试，再次点击"测试"按钮。

(5)测试

听到"哔"一声长音，仪器显示屏显示"step"后，嘱测试者双脚对准站立在感应区(告知仪器接触区可能较冷)，大约5s后仪器"哔哔"两声，显示屏显示"grip"后，嘱测试者双手握住两边的把手，等待仪器再次发出"哔"一声，表示测量结束，协助测试离开仪器，嘱其穿好鞋袜(必要时协助)。

(6)打印报告

点击"返回"按钮，点击下方"打印"按钮，电脑会显示pdf格式的电子报告，点击左上角"打印"。

(7)报告解读

为测试者解读报告。

(8)记录

在测试者档案内留底检查结果，归档，相关文件更新。

(9)整理

将使用过的物品回归原位并整理妥当。

3. 注意事项

佩戴心脏起搏器或其他电子设备的患者禁止使用人体成分分析仪；测量者体内有植入金属物体(如钢板钢钉等)易影响仪器测量结果，不建议进行人体成分的测量；女性生理期不建议成分测量(经验表明女性在生理经期身体水分会增加)；应空腹及排空大小便后进行测量(胃内容物及和肠道内容物的重量会被计算入身体重量，从而影响测量结果)；测量前将受试者身上的具有重量的物品(如手机等)移除，穿着轻便的衣物进行测量(过重的衣物和配饰会影响体重测量而引起人体成分测量误差)；测量前脱去袜子、手套等，暴露电极接触部位；保持安静状态5min后进行测量；在进行运动、沐浴、桑拿等活动后不宜直接立即进行人体成分的测量(力量运动以及出汗都会导致人体成分暂时性的变化)；建议在上午进行测量(人体站立较长时间时水分会积聚于下肢，下午时此现象会更明显）；重复测量时，应尽可能满足两次测量的条件相同，两次测量间隔时间不应少于5min（一致条件包括测量时间、环境及受试者的身体状态等）。

4. 报告解读

人体成分分析的报告内容有身体成分分析、脂肪分析、身体水分分析、综合评估、体量控制、健康评估、营养评估、生物电阻抗参数、病人分类等几个部分。

人体由水分、蛋白质、无机盐、脂肪等成分构成，人体成分测试能够同时显示人体各项成分的质量和相应的标准值，从而帮助受试者了解身体成分是否达到平衡，以及与标准值的差距等。身体成分的不均衡将会导致肥胖、营养不良、骨质疏松、浮肿，使人体的健康亮起红灯。身体成分分析包括：①身体水分（单位为L） 包括细胞内液和细胞外液，正常体内水分占体重的50% ~ 60%，细胞内液和细胞外液比例为2∶1，由于水分在身体中占很大比例，水分率的测量可以反映出胖瘦水平（表5）；②蛋白质总量（单位为kg） 蛋白质大量包含在肌肉细胞内，是反映被检测者的营养状态、身体发育和健康程度的主要因素（表6）；③骨总量（单位为kg） 即无机盐总量，这个数值和体重做比较可检测出骨质疏松。无机营养物质是构成机体组织和维持正常生理功能不可或缺的物质，矿物质一旦缺乏、过量或不平衡，会导致其他营养素不能被人体正常利用（表7）；④脂肪总量（单位为kg） 脂肪可用于诊断肥胖症和成人病的分析。

表5　不同性别年龄组的水分率水平与体型

年　龄	性　别		结　果
	男	女	
≤30	60.5% ~ 66.0%	56.4% ~ 66.0%	瘦
	57.1% ~ 60.4%	53.0% ~ 56.3%	偏瘦
	53.6% ~ 57.0%	49.5% ~ 52.9%	标准
	50.2% ~ 53.5%	46.1% ~ 49.4%	偏胖
	37.8% ~ 50.1%	37.8% ~ 46.0%	胖

续表

年　龄	性　别 男	性　别 女	结　果
>30	59.1%~66.0%	55.0%~66.0%	瘦
	55.7%~59.0%	51.6%~54.9%	偏瘦
	52.3%~55.6%	48.1%~51.5%	标准
	48.8%~52.2%	44.7%~48.0%	偏胖
	37.8%~48.7%	37.8%~44.6%	胖

表6　不同性别的肌肉率水平与营养状况

性　别 男	性　别 女	结　果
<31%	<25%	低
31%~34%	25%~27%	标准
35%~38%	28%~29%	偏高
≥39%	≥30%	高

表7　不同性别不同体重组的骨总量水平

性别	体重/kg	骨总量参考值/kg
男	<55	2.4
	55~75	2.8
	≥75	3.1
女	<40	1.7
	40~60	2.1
	≥60	2.4

　　脂肪分析包括：①体重　是指被检测者的实际体重和标准体重；②肌肉量　是四肢肌、内脏肌和皮肤肌的总和；③身体脂肪量　是皮下脂肪、内脏脂肪、肌肉内脂肪的总和；④身体脂肪比率　是身体脂肪量和体重的比值，男性正常范围10%~20%，女性18%~28%，测量脂肪

率比单纯的只测量体重更能反映身体的肥胖程度(表8);⑤腰臀脂肪比率 是腰围和臀围的比值,男性正常范围为 0.75%~0.85%,女性为 0.70%~0.80%。

表8 不同性别年龄组的脂肪率水平与体型

年 龄	性 别		结 果
	男	女	
≤30	4.0%~12.0%	4.0%~18.0%	瘦
	12.1%~17.0%	18.1%~23.0%	偏瘦
	17.1%~22.0%	23.1%~28.0%	标准
	22.1%~27.0%	28.1%~33.0%	偏胖
	27.1%~45.0%	33.1%~45.0%	胖
>30	4.0%~14.0%	4.0%~20.0%	瘦
	14.1%~19.0%	20.1%~25.0%	偏瘦
	19.1%~24.0%	25.1%~30.0%	标准
	24.1%~29.0%	30.1%~35.0%	偏胖
	29.1%~45.0%	35.1%~45.0%	胖

身体水分分析常用的方法为:①分段测量 分左右上肢、躯干、左右下肢几个部分测量,可以反映健康人肌肉发达的程度,骨折、脱臼、关节炎等患者的身体两侧呈不均衡状态,儿童和女性经常出现上体虚弱,中年人经常出现下体虚弱;②全身测量 标准值为 0.30~0.35,超过 0.35 属于水分过多,超重的情况下出现浮肿数值超值,则需要做进一步物理检查。

综合评估包括:①肌肉类型 标准体重 ±10% 属于正常体重范围,肌肉形态是根据体重和肌肉的多少做出体质分类表,超过正常体重的110% 属于超体重,达不到90% 的属于低体重;②营养状况 用于评估身体的组成成分肌肉、脂肪、骨骼的盈亏,缺乏蛋白质会出现营养不良、发育不良、免疫力低下、乏力、运动能力减退、成人病等症状;③上下均衡 反映上体和下体的发达程度,上体虚弱反映缺乏运动,下体虚弱反映肌肉萎缩;④左右均衡 左右均衡是健康人的特征,身体不均衡一般是由于外伤、手术、小儿麻痹、衰弱、缺乏运动引起的，原因不明的身体不均衡患者，很可能患有浮肿、血管疾病、淋巴疾病、肌肉萎缩等。

体量控制提示要达到健康的身体成分构成状态，所需调节的肌肉量和脂肪量，在减少脂肪、增加肌肉的情况下，让体重保持正常状态。其中目标体重提示被检测者应达到的正常目标体重，体重控制提示需要增加或减少的体重重量值，脂肪控制提示需要增加或减少的脂肪重量值，肌肉控制提示需要增加或减少的肌肉重量值。

综合评价指数是指以身体成分分析和肥胖诊断结果为基础，核算包括综合评价在内的各项标准分数，根据等级和分数进行划分后，对健康状态作出具体评价。被检测者本次检测的评估分数为70分属及格，80分属优秀，低于70分为不及格，肥胖症者，每减少1kg肌肉或脂肪，健康评估分数增加1分。

（二）基础代谢测定仪

基础代谢是指维持机体生命活动最基本的能量消耗。基础代谢的能量消耗是构成机体能量消耗的重要部分，是研究人体能量消耗以及能量需要的重要依据。当前基础代谢率测定的方法包括：①直接测热法　是指将被测者置于一特殊的检测环境中，收集被测者在一定时间内通过辐射、传导、对流及蒸发4个方面发散的总热量，然后换算成单位时间的代谢量，即能量代谢率，本法的装置较为复杂，主要用于研究肥胖和内分泌系统障碍等；②间接测热法　是指在特定条件下、一定时间内通过测量耗氧量和二氧化碳生成量来计算能量消耗，较直接测热法容易，又较公式推测法准确，是近年来广受关注的测量BMR的方法，利用本法开展BMR的测量不仅可用于人群营养需要量的研究，更适用于临床对代谢相关性疾病诊治或各种疾病在营养支持中准确评估能量的需要，分析能量来源和营养支持效果，开展个体化的应用；③公式推测法　只需简单的人体测量即可评估基础代谢，便于临床医学、公共卫生学及运动医学领域的实践操作和进行大样本的人群研究，因而被广泛采用。

基础代谢测定仪是以间接测热法为基础发展起来的，既弥补了目前记步器、血压仪、血糖仪等无法覆盖的重要生理参数，又能简便精确地监测能量代谢。

1. 工作原理

自然界中的一切物体都具有能量，能量有各种不同形式，它能从一种形式转化为另一种形式，从一个物体传递给另一个物体，在转化和传递过程中能量的总和不变，既不增加，也不减少。这是所有形式的能量（动能、热能、电能及化学能）互相转化的一般规律，也就是能量守恒定律。机体的能量代谢也遵循这一规律，即在整个能量转化过程中，机体所利用的蕴藏于食物中的化学能与最终转化成的热能和所作的外功，按能量来折算是完全相等的。因此，测定在一定时间内机体所消耗的食物，或者测定机体所产生的热量与所做的外功，都可测算出整个机体的能量代谢率（单位时间内所消耗的能量）。基础代谢测定原理基于下述依据，即在一般混合性食物下，机体消耗 1.0L 氧（标准状态）可产生 20.20kJ 的热量，故只需测定被测者单位时间（一般均为 1h）的耗氧量（以升为单位），将其乘以 20.20 即可间接推算出该时间内被测者全身所产生的总热量。由于机体能量消耗与体表面积正相关，为便于同年龄同性别个体之间进行比较，通常以每平方米体表面积的产热量，即总产热量除以体表面积所得的数值作为衡量指标，称为基础代谢率（单位：$kJ \cdot h^{-1} \cdot m^{-2}$）。

2. 操作规范

基础代谢测定仪按所用型号仪器的说明书操作即可。注意事项有以下几点：①检查前需填写基础代谢率测定申请单；②患者于检查前一天少吃晚餐，避免过饱，尤应少吃油腻及高蛋白饮食，夜间应保证充足的睡眠，若不能入睡，可给予适量安眠镇静剂；③检查当天禁食早餐，并忌烟、茶，排空膀胱，患者至检查室后应静卧休息 0.5 ~ 1h，室温保持在 18 ~ 25℃之间，方可进行测验；④测定结果受多种生理、病理等因素影响，应注意鉴别。

3. 报告解读

基础代谢率因年龄性别的不同而有所差异。但在同一性别、体重和年龄组的正常人中基础代谢率很接近，其中约 90% 以上的人的代谢率与平均值相差不超过 15%。故临床上以此百分值作为正常值的界限，超过这一界限就被认为是基础代谢异常（表9）。基础代谢率随个体体温的变化而变化。体温升高时，基础代谢率也升高。通常体温每升高

1℃，基础代谢率就升高13%。人在长期饥饿或营养不足时，会出现基础代谢降低。此外，测定基础代谢率和在不同活动强度下的能量代谢率也是合理制订营养标准、安排人们膳食的依据。

表9 我国正常人基础代谢率平均值($kJ \cdot m^{-2} \cdot h^{-1}$)

年龄(岁)	11~15	15~17	17~19	19~30	30~40	40~50	50以上
男性	195.5	193.4	166.2	157.8	158.7	154.0	149.0
女性	172.5	181.7	154.0	146.5	146.9	142.4	138.6

(三)医学实验室及仪器检查

1. 临床实验室检查

1)血常规

(1)红细胞计数

正常值范围：男$(4.4~5.7) \times 10^{12}/L$，女$(3.8~5.1) \times 10^{12}/L$，新生儿$(6~7) \times 10^{12}/L$，儿童$(4.0~5.2) \times 10^{12}/L$。

临床意义：①升高　见于真性红细胞增多症，严重脱水、烧伤、休克、肺源性心脏病、先天性心脏病，一氧化碳中毒、剧烈运动、高血压、高原居住等；②降低　见于各种贫血、白血病、大出血或持续小出血、重症寄生虫病、妊娠等。

(2)血红蛋白

正常值范围：男120~165g/L，女110~150g/L。

临床意义：血红蛋白增减的临床意义与红细胞计数基本相同。

(3)红细胞比容

正常值范围：男性0.39~0.51，女性0.33~0.46。

临床意义：①升高　脱水浓缩、大面积烧伤、严重呕吐腹泻、尿崩症等；②降低　各种贫血、水中毒、妊娠。

(4)红细胞平均体积

正常值范围：80~100fL。

临床意义：是诊断贫血的筛选指标。

(5)平均细胞血红蛋白

正常值范围：27~32pg。

临床意义：是诊断贫血的筛选指标。

（6）平均细胞血红蛋白浓度

正常值范围：320～360g/L。

临床意义：是诊断贫血的筛选指标。

（7）网织红细胞计数

正常值范围：成人0.5%～1.5%。

临床意义：①升高　见于各种增生性贫血；②降低　见于肾脏疾病、内分泌疾病、溶血性贫血再生危象、再生障碍性贫血等。

（8）血小板计数

正常值范围：（100～300）×10^9/L。

临床意义：①增多　见于急性失血、溶血、真性红细胞增多症、原发性血小板增多、慢性粒细胞白血病、脾切除术后（2个月内）、急性风湿热、类风湿性关节炎、溃疡性结肠炎、恶性肿瘤、大手术后（2星期内）等；②减少　见于遗传性肌病、获得性疾病、免疫性血小板减少性紫癜、系统性红斑狼疮、各种贫血，以及脾、肝、肾、心脏疾患，也可见于阿司匹林、抗生素药物过敏等。

（9）白细胞计数

正常值范围：成人（4.0～10）×10^9/L，儿童（5.0～12）×10^9/L，新生儿（15～20）×10^9/L。

临床意义：①增多　若干种细菌感染所引起的炎症，以及大面积烧伤、尿毒症、传染性单核细胞增多症、传染性淋巴细胞增多症、百日咳、血吸虫病、肺吸虫病、白血病、类白血病、恶性肿瘤、组织坏死、各种过敏、手术后（尤以脾切除后为甚）等；②减少　感冒、麻疹、伤寒、副伤寒、疟疾、斑疹伤寒、回归热、粟粒性结核、严重感染、败血症、恶性贫血、再生障碍性贫血、阵发性睡眠性血红蛋白尿症、脾功能亢进、急性粒细胞减少症、肿瘤化疗、射线照射、激素治疗，以及服用多种药物如解热镇痛药、抗生素、抗肿瘤药、抗癫痫病、抗甲状腺药、抗疟药、抗结核药、抗糖尿病药物等；③生理性增多　新生儿、妊娠期、分娩期、月经期、餐后剧烈运动后、冷水浴后、日光浴、紫外线照射、神经过度紧张、恐惧、恶心、呕吐。

中性粒细胞正常值范围：杆状核1%～5%，分叶核50%～70%。临床意义：①增多 急性和化脓性感染（如疖痈、脓肿、肺炎、阑尾炎、丹毒、败血症、内脏穿孔、猩红热等），各种中毒（如酸中毒、尿毒症、铅中毒、汞中毒等），组织损伤、恶性肿瘤、急性大出血、急性溶血等；②减少 见于伤寒、副伤寒、麻疹、流感等传染病、化疗、放疗、某些血液病（再生障碍性贫血、粒细胞缺乏症、骨髓增殖异常综合征）、脾功能亢进、自身免疫性疾病等。

嗜酸性粒细胞正常值范围：0.5%～5.0%。临床意义：①增多 见于过敏性疾病、皮肤病、寄生虫病、某些血液病、射线照射后、脾切除术后、传染病恢复期等；②减少 见于伤寒、副伤寒、应用糖皮质激素、促肾上腺皮质激素等。

嗜碱性粒细胞正常值范围：0～1%。临床意义：增多见于慢性粒细胞性白血病、嗜碱粒细胞白血病、霍奇金病、脾切除术后等。

淋巴细胞正常值范围：20%～40%。临床意义：①增多 见于某些传染病（如百日咳、传染性单核细胞增多症、传染性淋巴细胞增多症、水痘、麻疹、风疹、流行性腮腺炎、病毒性肝炎、淋巴细胞性白血病及淋巴瘤等）；②减少 见于多种传染病的急性期、放射病、免疫缺陷病等。

单核细胞正常值范围：3%～8%。临床意义：增多见于结核病、伤寒、感染性心内膜炎、疟疾、单核细胞白血病、黑热病及传染病的恢复期等。

（10）红细胞沉降率

正常值范围：男性＜15mm/h，女性＜20mm/h。

临床意义：①增多 生理性增多，见于运动、月经期、妊娠3月以上（直至分娩后3周）及60岁以上高龄。病理性增多，见于各种炎症、风湿热活动期、结核活动期、组织损伤及坏死持续2～3周以及梗死（发病1周左右）、恶性肿瘤、其他各种高球蛋白血症、稀血症（贫血）、高胆固醇血症；②减低 主要见于红细胞增多症、血红蛋白病、低纤维蛋白原血症、遗传性球形红细胞增多症、小细胞低色素性贫血、充血性心力衰竭、恶病质、抗感染药物治疗。

2）尿常规（表10）

表10　尿常规检查临床意义

检查项目	参考值	简要意义
比重	1.002～1.030	升高见于心衰、高热、脱水及急性肾炎等；降低见于过量饮水、慢性肾炎及尿崩症等
酸碱度	4.6～8.0	升高见于碱中毒等；降低见于酸中毒等
白细胞	阴性	阳性表示尿路感染
亚硝酸盐	阴性	阳性表示尿路感染
蛋白	阴性	阳性表示肾炎、肾病综合征及泌尿系感染等
糖	阴性	阳性表示糖尿病及肾性糖尿
酮体	阴性	阳性表示糖尿病酮症酸中毒及各种原因造成的呕吐
尿胆原	阴性	阳性表示肝脏损害及溶血
尿隐血	阴性	阳性提示血尿、血红蛋白尿，见于肾炎、肾结核、肾结石、肾肿瘤、尿路损伤及溶血等
红细胞	阴性	阳性提示血尿，见于肾炎、肾结核、肾结石、肾肿瘤及尿路损伤等

3）生化检查

（1）丙氨酸氨基转移酶

正常值范围：男9～50U/L，女7～40U/L。

临床意义：增高见于肝胆疾病，如病毒性肝炎、肝硬化活动期、肝癌、中毒性肝炎、阿米巴性肝病、脂肪肝、细菌性肝脓肿、肝外阻塞性黄疸、胆石症、胆管炎、血吸虫病等，严重肝损伤时出现转氨酶与黄疸分离的现象（即黄疸日益加重，而ALT却逐渐下降），重症肝炎及肝硬化有肝细胞再生者可有AFP升高而ALT下降，其他ALT升高的疾病还有心血管疾病（如心肌梗死、心肌炎、心力衰竭时肝瘀血、脑出血等）、骨骼肌疾病（多发性肌炎、肌营养不良）、内分泌疾病（重症糖尿病、甲状腺功能亢进）、服用能致ALT活动性增高的药物或乙醇等。

（2）天门冬氨酸氨基转移酶

正常值范围：男15～40U/L，女13～40U/L。

临床意义：增高见于急性心肌梗死（6～12h 内显著升高，48h 内达到峰值，3～5d 恢复正常）、急性或慢性肝炎、肝硬化活动期等肝胆疾病、胸膜炎、心肌炎、肾炎、肺炎、皮肌炎、服用肝损害的药物等也可见。

（3）血尿素氮

正常值范围：2.86～8.20mmol/L。

临床意义：增高见于肾前性因素（各种疾病引起的肾供血减少及体内蛋白代谢异常）、肾性因素（肾功能减退，如急性或慢性肾小球肾炎、肾病晚期、肾结核、肾肿瘤、肾盂肾炎等）、肾后性因素（尿道阻塞，如前列腺肿大、尿路结石、膀胱肿瘤致使尿道受压等）。

（4）血肌酐

正常值范围：33～104μmol/L。

临床意义：①增高　肾病初期肌酐常不高，直至肾实质性损害，血肌酐值才升高，其升高 3～5 倍提示有尿毒症的可能，升高 10 倍常见于尿毒症，如果肌酐和尿素氮同时升高，提示肾严重损害，如果尿素氮升高而肌酐不高常为肾外因素所致；②降低　肾衰晚期、肌萎缩、贫血、白血病、尿崩症等。

（5）总胆红素

正常值范围：5.1～19.0μmol/L。

临床意义：总胆红素增高，见于肝细胞损害、肝内和肝外胆道阻塞、溶血病、新生儿溶血性黄疸。

（6）总胆固醇

正常值范围：2.6～5.7mmol/L。

临床意义：①增高　高总胆固醇是冠心病的主要危险因素之一，有原发和继发两种。原发常由遗传因素引起，继发的见于肾病综合征、甲状腺功能减退、糖尿病、胆总管阻塞、黏液性水肿、妊娠等；②减少　低总胆固醇也有原发和继发两种，前者常由遗传因素引起，后者如甲状腺功能亢进、营养不良、慢性消耗性疾病、恶性贫血、溶血性贫血等。

（7）甘油三酯

正常值范围：0.56～1.70mmol/L。

临床意义：①增高　一般认为，高甘油三酯不是冠心病的独立危险因素，只有伴以高总胆固醇、高 LDL - C 和低 HDL - C 等因素才有临床意义，高甘油三酯增多分原发性(多由遗传因素引起)和继发性(见于糖尿病、糖原积累病、甲状腺功能不足、肾病综合征、脂肪肝、妊娠、口服避孕药、酗酒等)；②降低　低甘油三酯见于甲状腺功能亢进、肝功能严重衰竭。

(8)高密度脂蛋白胆固醇

正常值范围：1.05 ~ 1.75mmol/L。

临床意义：①增高　分为生理性升高(如运动、饮酒、妇女服用避孕药后、一些降胆固醇药物服用后)和病理性升高(慢性肝病、慢性中毒性疾病、遗传性高 HDL 血症)；②降低　分为生理性降低(少运动的人、应激反应后)和病理性降低(冠心病、高甘油三酯血症患者、肝硬化、糖尿病、慢性肾功能不全、营养不良)。

(9)低密度脂蛋白胆固醇

正常值范围：合适范围 1.61 ~ 3.12mmol/L，高度危险临界值 3.4 ~ 4.1mmol/L，高度危险范围 >4.1mmol/L。

临床意义：增多是动脉粥样硬化的主要危险因素。

(10)血尿酸

正常范围：200 ~ 420μmol/L。

临床意义：①增高　见于痛风、核酸代谢增加(如白血病、多发性骨髓瘤、真性红细胞增多症等)、肾脏疾病(急性或慢性肾炎时)、其他(如氯仿中毒、四氯化碳中毒、铅中毒、子痫、妊娠反应、饮食中脂肪过多、肥胖、糖尿病等)；②减少　遗传性黄嘌呤尿症等。

(11)空腹葡萄糖

正常范围：3.9 ~ 6.2mmol/L。

临床意义：①病理性增高　各种糖尿病、其他各种内分泌疾病(甲状腺功能亢进、垂体前叶嗜酸细胞腺瘤、肾上腺皮质功能亢进、嗜铬细胞瘤、垂体前叶嗜碱性细胞功能亢进)、颅内高压(如颅外伤、颅内出血、脑膜炎等)、脱水引起高血糖；②病理性减低　胰岛素分泌过多(如胰岛细胞增生或肿瘤、注射或服用过量胰岛素或降血糖药、对抗胰岛素的激素分泌不足)。

4）妇科病理学检查

（1）妇科病理学检查常用的方法

妇科病理学检查常用的方法有：①阴道脱落细胞检查 患者取膀胱截石位，窥器打开阴道后，用刮板在阴道上 1/3 侧壁处轻轻刮取黏液及分泌物，均匀涂抹于载玻片上，玻片上放置 95% 乙醇或置于 10% 福尔马林液中固定，巴氏染色，阅片；②宫颈脱落细胞检查 患者取膀胱截石位，窥器打开阴道后，用刮板轻轻刮取宫颈黏液及分泌物，均匀涂抹于载玻片上，固定、染色、阅片；③吸片法检查 用吸管吸取后穹隆积液，将其均匀涂抹于载玻片上并固定，可用于阴道、宫颈、子宫内膜及输卵管病变的诊断，子宫内膜病变者尚可用专门制备的纤维宫腔吸管，伸入宫腔，吸取宫腔内液体、细胞涂片，固定、染色、阅片方法同上；④薄层液基细胞涂片技术 应用特殊毛刷传统的操作方法伸入宫颈管内，旋转一周取样，将所取样本放入特制的装有液体的小瓶中，经离心制片，固定、染色、阅片方法同上，该技术使薄片上细胞均匀分布、形态伸展、去除黏液及红细胞的干扰，细胞利于阅片者辨认；⑤计算机辅助宫颈细胞学诊断技术 将细胞学诊断标准和计算机图形处理技术相结合，制成计算机细胞学诊断程序，利用计算机阅读细胞涂片，进行诊断；⑥薄层液基细胞涂片技术及计算机辅助宫颈细胞学诊断技术 将薄层液基细胞涂片技术与计算机辅助宫颈细胞学诊断技术结合，更加方便、快捷，但因价格昂贵使用不多。

（2）妇科病理学检查的意义

第一是评价性激素对阴道上皮的影响程度。阴道的复层上皮细胞的生长发育和成熟直接受到雌激素、孕激素及雄激素等影响，尤其是雌激素可促使底层细胞向中层细胞分化，促使中层细胞向表层细胞分化及脱落，底层细胞所占比例增加称为"左移"（表示雌激素水平低），表层细胞所占比例增加称为"右移"（表示雌激素水平升高），中层细胞增多称为"居中"（表示细胞成熟不全），三层细胞均匀相似称为"展开"（提示有大剂量雄激素影响）。

第二是评估雌激素水平对阴道脱落细胞的影响。雌激素轻度影响时表层细胞 <20%，高度影响时表层细胞 >60%，基本上无底层细胞，雌激素低落时出现底层细胞，轻度低落时底层细胞 <20%，中度低落时底

层细胞 20%~40%，高度低落时底层细胞>40%。

第三是在妇科肿瘤诊断中的应用意义。恶性肿瘤细胞核大而深染，核仁大小不等，形态各异，染色质不均，可呈团块状或粗大颗粒状，可见核分裂象异常及核分裂象，细胞排列紊乱，病理学检查是最经济、最直接、最容易被患者接受的检查方法，可用于阴道癌、宫颈鳞癌、宫颈腺癌、子宫内膜癌及输卵管癌的诊断，广泛用于宫颈癌早期筛查，有效提高了人类宫颈癌的早期诊断率和总存活率。

（3）妇科病理学检查的诊断表述

主要有巴氏分级诊断和描述式诊断（TBS分类）。巴氏分级法因结果与病理学诊断相差较远，目前国际上已不再应用，目前正逐步推行普及TBS分类法。TBS描述性诊断的主要内容包括：①良性细胞改变，包括各类微生物感染性改变、妊娠、炎症、放置宫内节育器及放疗后的反应性和修复性改变；②上皮细胞异常，包括鳞状上皮细胞异常（性质待定的不典型鳞状上皮细胞）、低度鳞状上皮内病变（包括HPV感染、鳞状上皮轻度不典型增生、宫颈上皮内瘤样病变Ⅰ级）、高度鳞状上皮内瘤样病变（包括鳞状上皮中度和重度不典型增生及原位癌、宫颈上皮内瘤样病变Ⅱ级和Ⅲ级、鳞状上皮细胞癌）；③腺上皮细胞异常，包括绝经后出现的良性子宫内膜细胞、性质待定的不典型腺上皮细胞、宫颈腺癌、子宫内膜腺癌、宫外腺癌、性质及来源待定的腺癌；④其他恶性肿瘤。

2. 医学影像学检查

1）胸部X线片

X线有独特的性质，如穿透性、荧光效应、感光作用、电离作用和生物效应等。医学上利用它的这些特性进行疾病的诊断和治疗。胸部X线平片是利用电磁波对人体胸部进行照射并成像的一种检查方法。胸部X线平片除可查看胸部骨骼（包括肋骨、锁骨、胸椎等）的断裂及错位情况外，还可观察受检者肺叶有无透亮或阴影、有无钙化点、肋膈角形态、心脏大小、主动脉弓、支气管纹理有无增粗、紊乱，判断受检者有无骨折、代谢性骨病、心脏病、肺气肿、肺炎、胸膜疾病、纵隔疾病等。需要强调的是胸部X线片是胸部所有组织器官的重叠影像，由于不同组织间的密度不同，故并非所有器官和组织结构都能得以显示，有些胸壁软组织或骨骼的影像因投影于肺野而影响正确诊断。

（1）胸壁软组织

胸壁各软组织经常能在胸部 X 线平片上显示，包括女性乳腺、乳头、胸大肌等。

女性乳腺相对胸部其他软组织较厚，因此在胸部正位 X 线平片上可以显示，通常重叠在两肺下野导致其密度增高，易被误认为肺内实变或肺内炎症。

乳头有可能会在正位胸片的两肺下野形成直径约 1.0cm 的小圆形投影，年龄偏大的妇女更容易出现这种情况。

肌肉发达男性的胸大肌可在正位胸片上形成相对比较明显的投影，表现为肺野中外带扇形的均匀高密度影，下缘比较锐利并呈一斜线与腋前皮肤皱褶相延续。

（2）骨性胸廓

包括胸椎、两侧肋骨、胸骨、锁骨和肩胛骨等。

胸椎正位胸片上，胸椎和纵隔重叠。投照条件比较合适时，$T_{1\sim4}$ 能够清晰识别，其余胸椎仅隐约可见。侧位胸片多可比较清晰地观察各个胸椎，正常情况下椎体呈长方形，各椎间隙比较均匀。

第 1～12 肋骨和 $T_{1\sim12}$ 一一对应，两侧肋骨形态一般是对称的。肋骨本是连续的弧形长条状骨，自胸肋关节起向外、前、下走行，形成骨性胸廓的主体结构。后段通常是肋骨从胸椎到肺野外缘的投影，走行大致水平或略向外下倾斜，前段从肺野边缘起向内下呈比较大角度的斜向走行，越是接近第 11、12 肋骨，其前段向下倾斜的角度越大。正位胸片上肋骨后段往往较前段显示的清晰密度更高。第 1～10 肋骨的前端通过肋软骨和胸骨相连，软骨在正位胸片上不显影，因此前肋的前端呈游离状态。成人肋软骨常见钙化，以第 1、2 肋软骨最常见。肋骨偶尔会有正常变异的情况发生，如劲肋、叉状肋、肋骨间联合等。肋骨之间的间隙称为肋间隙，肋骨及肋间隙可用做肺内病变的定位。肋骨后段较平直且位置较固定，常用作胸腔积液的定位标志。

锁骨位于胸廓上口附近，内端与胸骨柄构成胸锁关节，外端与肩胛骨构成肩锁关节。两侧胸锁关节与胸部正中线等距，故可作为正位胸片投照位置是否端正的标准。

肩胛骨在投照时体位标准且上肢内旋充分情况下，肩胛骨应当位于肺野之外。否则肩胛骨将重叠于上肺野偏外的区域，呈与胸壁平行的条带状高密度影。

胸骨由胸骨柄、胸骨体和最下方的剑突构成。胸骨柄和胸骨体交界部位为胸骨角。正位胸片上胸骨几乎完全和纵隔重叠。胸骨柄两侧外缘或外上缘可超出纵隔，有可能会被误认为纵隔增宽。

（3）气管和支气管

气管起于环状软骨下缘，相当于 $C_{6\sim7}$ 水平。在 $T_{5\sim6}$ 水平分为左、右主支气管。气管大致居于纵隔中央，左右主支气管之间的夹角一般为 $60°\sim85°$，正常情况一般 $<90°$（图 9）。其中，右侧主支气管和中线的夹角一般为 $20°\sim30°$，左侧主支气管和中线的夹角一般为 $40°\sim55°$。气管及左、右主支气管因管腔内气体的存在，与纵隔内其他软组织形成对比，可以大致显示管腔情况。左右主支气管进一步分支为两肺各叶、段的支气管，它们在胸部平片上通常显示不清。

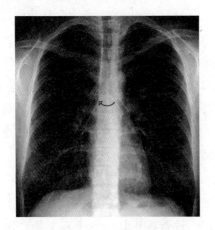

图 9　支气管夹角

（箭头所指为气管和左、右主支气管，左右主支气管之间的夹角正常情况下小于90°）

（4）肺

肺野是 X 线平片的专有名词，是指含有空气的两肺在胸部 X 线平片上的投影（图 10）。正常情况下，两肺内充满空气，空气的密度远低于普遍软组织，故 X 线经过肺组织时衰减较少，因此在 X 线平片上通常是"黑色"或"深色"的区域。胸部其他组织，如骨骼、心脏大血管等结构因为衰减 X 线较多，在 X 线平片上为"白色"或"浅灰色"区域。

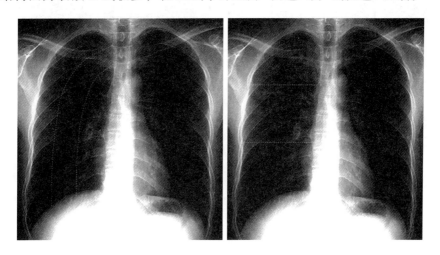

图 10 肺野分区

（左为肺野纵向分区，每侧肺野纵行三等分为内、中、外带；右为肺野横向
分区，通过第 2、4 肋骨前端下缘水平线将肺野分为上、中、下三野）

  胸部 X 线平片上肺动静脉及气管等进出肺部的诸结构的投影为肺门（图 11），肺门内组织有肺动脉主干及大分支、肺静脉主干及大分支、肺主支气管及大分支，肺门处还有淋巴结等其他结构（正常情况下由于体积较小，不能清晰分辨）。在正位胸片上，左、右肺门均可分为上下两部分。左肺门下部大多被心脏遮挡，上部由左肺动脉弓形成，呈半圆形。右肺门上下部分形成一钝角叫右肺门角，右肺门处病理组织的出现可以导致右肺门角消失（图 12）。右肺门下半部分主要是右下肺动脉干（图 13），因其内侧有含气的中间段支气管的衬托而轮廓清楚，正常成人的右下肺动脉干宽度 ≤15mm。

  肺动静脉自肺门开始逐级向肺内分支，在胸部 X 线平片上形成自肺门向肺野外围分布的、逐渐变细的树枝状影像叫肺纹理。正常情况双肺下野肺纹理较肺上野明显，肺野内带肺纹理明显，外带肺纹理很细，几乎难以辨认。右肺下野内带不像左肺下野内带那样有心脏的遮挡，故肺纹理尤其明显。

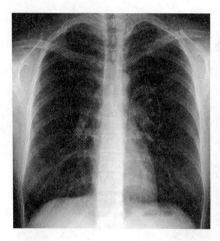

图 11　肺门

（虚线椭圆范围内为左、右肺门）

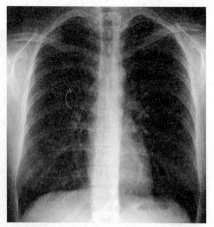

图 12　右肺门角

（箭头所指为右肺门上下部分

形成一钝角叫右肺门角）

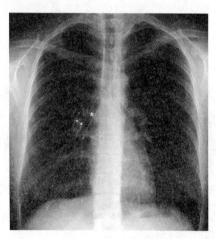

图 13　右肺动脉干

（箭头所指为右下肺动脉干，正常情况下右下肺动脉宽度通常不超过 15mm）

　　在解剖结构上，肺叶由叶间裂胸膜自然分隔而成，左肺由斜裂分为上、下 2 个叶，右肺由水平裂（横裂）和斜裂分上、中、下 3 个叶。胸部 X 线平片中，叶间裂胸膜和 X 线方向平行时可以显影，呈细线状。其中，正位胸片常可以看到右肺水平裂，位于右肺野中部呈细线状，自肺野边缘向右肺门水平走行，水平裂以上为右肺上叶，以下为右肺中叶和下叶，其中右肺中叶靠近心影右缘，右肺下叶偏外围（图 14）。正位胸片上无法看到两肺斜裂。侧位胸片常可见两肺的斜裂，右肺斜裂起自第4 胸椎位置，呈细线状向前下斜行达横膈前部距前肋膈角 2.0 ～ 3.0cm 处。侧位片也可见水平裂，起自斜裂中点附近，向前水平或稍向下达前胸壁。侧位胸片上，右肺斜裂以前，水平裂以上为右肺上叶；斜裂以前，水平裂以下为右肺中叶；斜裂以后为右肺下叶。左肺斜裂起点稍高于右肺，左肺斜裂以前为左肺上叶，斜裂以后为左肺下叶。两肺斜裂在侧位胸片上基本重合。各肺叶可进一步分为肺段，肺段间无胸膜作为区分，X 线平片不能显示肺段的界限，因此只能通过其解剖位置在胸片上的投影位置进行大致推断。

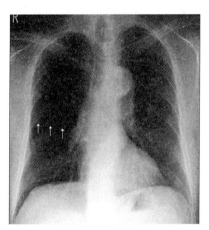 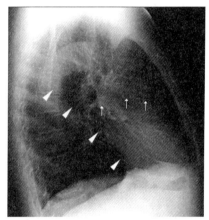

图 14　水平裂和斜裂

（左图提示正位胸片可以看到细线状的右肺水平裂，箭头所指结构为右肺水平裂；右图提示侧位胸片可见两肺斜裂，侧位片也可见水平裂，三角箭所指为两肺斜裂，白色箭头所指为水平裂）

（5）纵隔

纵隔位于胸骨之后、胸椎之前，是两肺之间各结构的总称。主要指心脏和大血管结构，还包括气管、食管、淋巴组织、胸腺、神经、脂肪等。

纵隔分区属于人为分区，除了为描述病变位置方便外，还对病变尤其是肿瘤及肿瘤样病变的定性诊断有重要意义。纵隔分区一般都是在侧位胸片上进行，分区的方法有多种，比较常用的是九分区法，即纵行画线将纵隔分为前、中、后纵隔。气管、升主动脉、心脏之前的区域为前纵隔；食管及食管以后、胸椎区域属于后纵隔；前、后纵隔之间为中纵隔，包括心脏和大血管、气管、肺门等。横膈向上分别自 T_4、T_8 下缘水平画水平线，可将纵隔分为上、中、下纵隔。正位胸片上的纵隔正常胸片上除心脏偏左外，基本处于居中的位置。右上纵隔边缘主要由上腔静脉构成，左上纵隔边缘主要是主动脉弓和左锁骨下动脉起始段，中下纵隔边缘主要是心脏投影。

（6）横膈

横膈分隔胸腔、腹腔，呈圆顶状。通常左侧横膈略低，右侧横膈略高，相差 $1.0 \sim 2.0$cm。正位胸片上横膈内侧与心脏形成心膈角，外侧与胸壁形成肋膈角。正常情况下，肋膈角是锐利的锐角。侧位胸片上横膈与前、后胸壁间分别形成前、后肋膈角。后肋膈角通常也是锐角，其位置在站立位为全肺最低处。

2）心电图检查

心脏兴奋时首先表现为电变化，随后再有机械收缩。正常人的每个心动周期中，心脏各部分兴奋过程中出现电变化的方向、途径、次序和时间也都有一定的规律。这种生物电变化通过心脏周围的导电组织和体液，反映到身体表面，使身体各部位在每一心动周期中也表现出有规律的电变化。将测量电极置在人体表面的一定部位连接心电图仪，记录出来的心脏电变化曲线，就是目前临床上常规记录的心电图。它反映了心脏兴奋的产生、传导和恢复等过程（表 11）。心电图是整个心脏在心动周期中各细胞电活动的综合向量变化。

表 11　临床常见体表心电图速查表

诊断	心电图特征
窦性心律（图 15）	凡由窦房结引起的激动为窦性心律。各联 P - QRS - T 波群按规律出现，Ⅱ、Ⅲ、aVF 导联 P 波向上，aVR 导联 P 波向下，P - P 间隔均等
窦性心动过缓	心率少于 60 次/min
窦性心动过速（图 16）	心率快于 100 次/min
心电轴	Ⅰ导联主波向下，Ⅲ导联主波向上或向下为右偏；Ⅰ导联主波向上，Ⅲ导联主波向下为左偏

续表

诊断	心电图特征
窦性心律不齐	与呼吸有关，与洋地黄、吗啡有关，与心室有关。各联 P - QRS - T 波群按规律出现，Ⅱ、Ⅲ、avF 导联 P 波向上，aVR 导联 P 波向下，P - P 间隔相差 > 0.12s
窦性停搏	出现窦性心律或交界性逸搏、室性逸搏。在窦性心律之后出现了长时间的平直线，而无 P - QRS - T 波群，可比 2 倍的正常心动周期长或短
游走心律	与迷走 N 张力增高有关，与洋地黄过量有关。当起搏点由窦房结逐渐移至心房、房室交界区，心率慢，P 变为逆行 P 而 P - R < 0.12s。同一导联中，P 波形态、大小略有差异，P - P 间期限不一致，均不短于 0.12s，为窦房结内游走；同一导联中 P 波大小、形态、方向及 P - R 间期均随着心率快慢而改变，为窦房结至交界区间游走
肢体导联低电压	见于肺气肿、心包积液、黏液性水肿。Ⅰ + Ⅱ + Ⅲ 导联 QRS 波 < 1.5mV。（肢导联全部 < 0.5mV 时，当胸导联各波振幅 < 0.8mV 则为普遍性导联低电压）
心脏逆钟向转位	导联 V_2 呈 Rs（或呈 RS 或 rs）型，R/S > 1 为心脏沿长轴极度逆钟向转位
心脏顺钟向转位	导联 V_5 呈 rS（或呈 RS 或 rs）型，R/S < 1 为心脏沿长轴极度顺钟向转位
心电位	垂直位反映左室壁面向膈肌，Ⅰ、aVL 导联呈 rs 或 Rs 型，Ⅱ、Ⅲ、aVR 导联呈 R 型；横置位反映左室壁面向左侧，Ⅰ、aVL 导联呈 R 型，Ⅱ、Ⅲ、aVR 导联呈 rS 型
ST - T 异常（含心肌劳损、ST/T 波异常、ST - T 异常）	与心肌缺血、急（慢）性冠状动脉供血不足、变异型心绞痛无大差别。以 R 波为主的导联的 ST 段呈水平型下移 ≥ 0.05mV；上斜型下移 ≥ 0.07mV；下斜型下移 ≥ 0.03mV；V_1 导联 T 波 > V_5、V_6 导联 T 波；T 波振幅 < R 波的 1/10；或 T 波倒置
左心房肥大	见于风心病二尖瓣狭窄，冠心病、左心衰竭。Ⅰ、Ⅱ、Ⅲ、V_5、V_6 导联 P 波增宽 > 0.11s；P 波有切迹或双峰，峰距 ≥ 0.04s；P 波时限与 P - R 比值 > 1.6；$PtfV_1$ 负值增大。$PtfV_1$ 负值增大为诊断左心房肥大的一个条件，V_1 导联 P 波呈正负双相，$PtfV_1 \leqslant -0.04$mm·s

续表

诊断	心电图特征
右心房肥大(图17)	见于肺心病、急性支气管感染。Ⅱ、Ⅲ、aVF 导联 P 波高尖，振幅 $\geq 0.25mV$，V_1 导联 P 波呈双向，正向 P 波 $\geq 0.15mV$；P 波时限与 P-R 比值 <1.0
双侧心房肥大	常见于风湿性心脏病伴有显著的二尖瓣及三尖瓣病变者。Ⅱ、Ⅲ、aVF 导联 P 波高尖，振幅 $>0.3mV$，P 波时限 $>0.10s$，V_1 导联 P 波双向，振幅较高
左心室肥厚并劳损(图18)	高血压病最常见。左心室高电压加心肌劳损；心电轴在 $-10°$ 左右；$VAT>0.05s$
左心室高电压	有些人，特别是年轻人胸壁薄，电压可以高，或只有单纯的特异性存在。$RV_5 \geq 2.5mV$，$RV_5 + SV_1 \geq 4.0mV$(男)$3.5mV$(女)，$R Ⅰ+R Ⅱ>2.5mV$
右心室肥厚并劳损	由于正常人的左心室比右心室要厚，所以以右心室肥厚在心电图特征表现上很容易漏诊，故凡高血压心脏病人、先天性心脏病人要注意结合临床考虑。V_1 呈 Rs、R、qR、rsR 特别是呈 qR，$RV_1>1.0mV$，$RV_1+SV_5>1.2mV$，$RavR>0.5mV$，心电轴 $>+110°$；+心肌劳损(ST-T 改变)，$VAT>0.03s$
双侧心室肥厚	高血压心脏病、先天性心脏病、风湿性心脏病较常见。双侧大的表现；左侧特征 +RaVR 振幅 $>0.5mV$；或 +心电轴 $\geq +90°$
心肌梗死	病理性 Q 波出现，其时限 $>0.03s$，振幅 $>1/4$ 的 R 波，ST 段呈弓背抬高或抬高在 $0.3mV$ 以上，或 R 波振幅出现压低，或 ST 段、T 波发生动态改变，或 T 波高耸，约 $1.5mV$，T 波倒置。超急性期为数小时，ST 段呈直立型升高，T 波高耸；急性期为数周，QR 波或 QS 波出现，ST 段呈弓背抬高，T 波呈对称形倒置；亚急性期为 $3\sim6$ 个月，R 波振幅下降，病理 Q 波，T 波逐渐恢复或表现慢性冠状动脉供血不足；陈旧期为半年以后，ST 段和 Q 波已无明显改变，一般认为，连续两次心电图无改变者方定为下一期改变。前间壁心梗 V_1、V_2、V_3 改变；局限前壁心梗 V_3、V_4、V_5 改变；广泛前壁心梗 $V_{1\sim6}$+aVL+Ⅰ改变；前侧壁心梗 $V_{5\sim7}$+aVL+Ⅰ改变；下壁心肌梗 Ⅱ、Ⅲ、aVF 改变；高侧壁心梗 aVR、aVF、Ⅰ、aVL 改变；正后壁心梗 V_7、V_8 改变；右室壁心梗右侧壁导联改变；心内膜下心梗无病理性 Q 波出现而发生了 ST 段、T 波、R 波的动态心肌梗死心电图改变

续表

诊断	心电图特征
梗死后综合征	由于自身免疫系统的原因，引起心包腔内的炎症，产生炎性渗出。ST 段再度抬高，但不如急性期明显；原倒置 T 波变为直立或双相；大量心包积液时，QRS 波振幅明显减小
心脏破裂	常发于透壁性心梗，多见于心梗第一周，特别是第一天。左室游离壁破裂占心脏破裂的 70%，可出现心动过缓，Ⅱ 或 Ⅲ 度房室传导阻滞，交界性逸搏心律或室性自主心律，呈"电 – 机械分离"；室间隔穿孔占心脏破裂的 20%，除原心梗改变外，还可表现出左心室高电压；乳头肌断裂占心脏破裂的 5%，常有出现左心室肥厚心电图特征
心脏室壁瘤	ST 段持续抬高约 2 个月以上。ST 段抬高 $V_{1-3} > 0.2mV$，$V_{4-6} > 0.1mV$（再增加 $0.05mV$ 可提高特异性）
右位心	常见于全部内脏反方向移位改变，故检查时应左右手交换检查。Ⅰ 导联 P 波向下，aVR 导联 P 波向上，导联互换（aVR 与 aVL，Ⅱ 与 Ⅲ）；Ⅰ 导联全部波群倒置
房间隔缺损	病理改变是血液自左向右分流，使右室舒张期充盈血量增加，甚至会造成肺动脉高压。心电图出现不完全右束支传导阻滞、左心房肥大、左心室肥大特征
室间隔缺损	病理改变是心室收缩时血液由左室向右室分流。心电图出现左心室负荷加重、右室或双室肥厚的特征
动脉导管未闭	主动脉内部分血液通过动脉导管流向肺动脉影响左室。R 波异常增高，左心房、左心室改变
法洛四联症	先天性心脏病多见。心电图出现右心室肥厚的特征
埃勃斯坦畸形	三尖瓣向右心室移位使部分右心室心房化形成巨大心房。P 波电压高，P – R 时限延长，呈不完全右束支传导阻滞或完全右束支传导阻滞特征，部分合并 B 型预激综合征表现
急性风湿性心脏病	出现房室传导阻滞，ST – T 改变，心律失常
二尖瓣狭窄	心电轴右偏，心律失常。左心房肥大，右心室肥大
主动脉瓣狭窄及关闭不全	左心室肥大。主要表现为左室的舒张期负荷过重。左室肥大合并 S – T 段压低，T 波倒置
肺动脉瓣狭窄	当单纯性肺动脉瓣狭窄越明显时，心电图改变越明显。右心室肥厚并劳损，右心房肥大

续表

诊断	心电图特征
右室发育不良综合征	表现为右心室扩大，右心室肌组织部分或全部缺如，而由脂肪或纤维组织替代。出现室性心律失常，诊断标准为心前区导联(V_{1-4})T 波倒置，ST 段见汪棘波
克山病	心肌病变为主的地方病。早期或轻型表现为 P－R 间期延长和 Q－T 间期延长，随后出现 ST－T 改变，QRS 波低电压，QRS 时间延长及房室或束支阻滞，甚至出现假 Q 波；急性期为类似急性心梗的单向曲线，可出现严重的室性心律失常（心室扑动、颤动或心室停搏），慢性则为永久性的束支阻滞、房室阻滞、QRS 波低电压、T 波低平或某些导联出现 Q 波或 QS 波，同时可出现室性或室上性心律失常
心肌炎	窦性心动过速，期前收缩，心房扑、颤动。传导阻滞，ST－T 改变（但无动态改变），Q－T 延长
心包炎	使心内膜下的心肌损伤。出现低电压、窦性心动过速、ST 段抬高
心肌病	常见于系统性红斑狼疮、病毒、寄生虫、结节病。无明显特异性，心室肥厚、异常 Q 波、心肌劳损，异位心律及传导阻滞
肺源性心脏病	急性肺源性心脏病右房增大，Ⅰ导联出现深的 S 波，Ⅲ导联出现 Q 波（时限＜0.03s），aVR、V_1 导联 R 波增高；显著顺钟转；心律失常；心电轴≥＋90°，V_1 导联 R/S≥1；V_1 导联 R 波＞1.0mV。顺钟向转位；RV_1＋SV_5＞1.05mV；aVR 的 R/S 或 R/Q≥1；V_{1-3} 呈 Qs、Qr、qr；肺型 P 波；肢体导联低电压，右束支传导阻滞；慢性肺源性心脏病出现肺型 P 波；QRS 低电压；右心室肥厚
高血压病（图 19）	左心房室改变，出现房、室早，传导阻滞，房颤；U 波在 V_3、V_5 及 aVF 振幅＞0.5mV
自发性气胸	心电轴右偏，胸导 R 波压低
低血钾	常见于呕吐腹泻，食欲不振，糖尿病中毒，长期用利尿剂而不补钾。常伴有出现窦性心动过速，期前收缩，心动过速。U 波增高，可达 0.1mV 以上，振幅＞T 波；Q－T 间期延长
高血钾	常见于急、慢性肾功能衰竭，大量组织坏死，溶血或钾盐过多，出现窦缓、心律不齐，交界性心律心动过速，室性心动过速，室颤。T 波高尖，升支与降支对称，基底部变窄

续表

诊断	心电图特征
低血钙	常见于骨质疏松、慢性肾衰，维生素 D 缺乏。S－T 段呈水平型延长，约 0.16s 左右
高血钙	常见于甲亢，骨肿瘤，骨髓瘤，维生素 D 中毒。常伴有出现窦缓，室早。S－T 段消失，T 紧接着 QRS 波之后上升
洋地黄中毒	出现频发期前收缩、阵发性心动过速、房颤合并 Ⅱ°或Ⅲ°房室传导阻滞
洋地黄作用	ST－T 段改变，以 R 波为主的导联的 S－T 段呈斜形下垂，略向下凸，形成了"鱼钓样"的改变（Ⅰ、Ⅱ、aVF、V_{2-6} 最明显）；U 波明显；Q－T 缩短
苯妥英钠	能减少自搏性，缩短不应期，加速传导速度。常用于因洋地黄中毒所致的折返激动，使心律失常消失
普罗帕酮	对室上性及室性异位搏动及心律效果均较好。Q－T、P－R 时限延长及 QRS 时间延长
β－受体阻滞剂	用药后心率减慢，P－R 间期延长，Q－T 间期缩短，并可使单向阻滞变为双向阻滞而中断折返激动途径
溴苄胺	能延长动作电位时间而延长有效不应期，并提高室颤阈值，加强心肌收缩力作用，但对心房肌作用甚微。用于抗室颤或顽固性室性心律失常
胺碘酮	常用于频繁发作，而其他药物不易控制的阵发性房扑、房颤、室性及室上性心动过速。显著延长心房、心室肌动作电位时间，因而延长不应期，对预激综合征旁路纤维不应期的延长尤为明显。表现在复极作用方面使 Q－T 间期延长和 T 波平坦，T 波切迹及 U 波明显
钙拮抗剂（维拉帕米）	是抗心绞痛药，过量过快时，可引起窦性心动过缓、房室传导阻滞，甚至心脏停搏。而与 β－受体阻滞剂同时应用时，易引起窦性停搏、严重房室传导阻滞或严重低血压。作用于慢纤维的窦房结、房室结心肌纤维，而能产生阻滞而中断折返途径
肾上腺素	皮下注射可引起心动过速及偶发性室性期前收缩；而迅速静注 0.25mg 可使 ST 段升高（很像急性心梗）

续表

诊断	心电图特征
去甲肾上腺素、异丙基肾上腺素	可使 P 波升高，P-R 段降低，P-R 间期及 Q-T 间期轻度缩短以及不同形态的 T 波改变
亚硝酸盐类药物	能使 Q-T 间期延长和 ST 段压低，T 波振幅降低，但不改变方向。而对冠状动脉供血不足时，可使运动试验所致的 ST 段降低现象减轻或消失
普鲁卡因中毒	对室早和室速治疗比房性异位节律好；能使心率减慢。QRS 时限增宽，心室内传导阻滞
锑剂	为治疗血吸虫病与黑热病药物；常为治疗量时出现心电图改变，如 T 波低平或倒置，常出现 U 波，使 T、U 波融合形成切迹；部分 Q-T 间期延长（所测可能为 Q-U 时间），ST 段轻度下移或抬高。上述改变于停药后 1~3 周逐渐消失。中毒剂量时可出现各种异位心律，如室早、阵发性心动过速、心室扑动或颤动
依米丁	为治疗阿米巴病或肺吸虫病药物。对心肌具有一定毒性作用，在治疗过程中，T 波低平、双向或倒置，倒置 T 波在右胸导联较显著；P-R 间期或 Q-T 间期延长，或出现异位心律。中毒剂量时可出现房性期前收缩，阵发性房性心动过速及频发室性期前收缩。严重中毒者偶尔可见异常 Q 波（Ⅱ、Ⅲ）。凡用药过程中出现 T 波由直立转为平坦或倒置，及多发性室性期前收缩，应停药观察
奎尼丁中毒	用于治疗期前收缩、阵发性心动过速、心房扑动及颤动等心律失常时要注意。QRS 时限增宽或出现束支、房室传导阻滞图形。当 QRS 时限延长至用药前的 25%~30% 时必须立即停药，当达到 0.20s 时，为室性心动过速或心室颤动的前兆；Q-T 间期延长
反复心律	是指当心房、心室及房室交界区的激动通过房室交界区下传或逆行上传时，激动又从房室交界区沿着另一条通路折返回来，再一次激动心房或心室，引起激动。房性呈 P'-QRS-P″型，其中 P' 为期前收缩，P″ 为逆行心房波，P'-R 较长，时限 >0.23s，QRS 正常或伴差传；交界性呈 QRS-P'-QRS 型，第一个 QRS 为交界区激动向心室传导的，P' 是逆行心房产生的，第二个 QRS 是心室反复激动产生的，R-P' > 0.20s，R-R' > 0.5s；室性呈 QRS-P'-QRS 型，第一个 QRS 为室早，P' 为逆行至心房的，第二个 QRS 为反复心室激动产生的。R-P' 间期限延长

续表

诊断	心电图特征
并行心律	是指心脏有 2 个起搏点。因为异位搏动点存在传入阻滞，当周围心肌处于兴奋期，周围不存在传出阻滞，异位搏动点激动可传出激动心房、心室。其频率在 20～400 次/min，与前一窦性搏动无固定配对时间，较长的异位搏动是较短的倍数关系或存在最大公约数。房性异位频率在 35～55 次/min，房性异位搏动与其后的窦性搏动的时距恰好是一个窦房结周期长度；室性常有室性融合波；交界性异位搏动的联律间期不固定
左房心律	与正常心房激动不一致，先是左心房，后是右心房，常见于先天性心脏病、心肌梗死、病态窦房结综合征及左心房负荷加重。左前壁心律 V_{1-6} 导联的 P 波倒置，有时也可是 V_1、V_2 导联 P 波向上，Ⅰ 导联 P 波向下；左后壁心律 V_1 导联的 P 波呈圆顶和尖峰型，即开始部分呈圆顶型，终末部分呈尖峰型状、和 V_6 倒置
交界性心律	冠状窦性心律、结性心律、希氏束发生激动的心律统称为交界性心律。出现逆行 P 波，P－R 时限 < 0.12s，Ⅱ、Ⅲ、avF 导联 P 波向下，avR 导联 P 波向上
冠状窦性心律	起源于冠状窦附近的搏动或心律称为冠状窦性搏动或冠状窦性心律。Ⅱ、Ⅲ、aVF 导联 P 波向下，aVR 导联 P 波向上，P－R 时限 > 0.12s
超常期房室传导	是指在心动周期早期很短的时间内，房室传导功能发生的矛盾性改善；在房室传导阻滞时，预计不能下传的激动意外下传了，或者预期缓慢下传的激动意外的快速下传
裂隙现象	是指在心动周期的某时相内出现的窦性激动不能沿房室结－希氏束途径下传到心室，而在较早或较晚时相内发生的激动却可以下传。即偶联时间长的期前收缩不下传，但短的期前收缩却下传
韦金斯基现象	是心脏在传导性和自律性受抑制的状态下得以暂时改善的一种保护性反应，共分韦金斯基易化作用和韦金斯基效应两种。其特点是：在高度房室传导阻滞的情况下或交界性逸搏之后，可有一个或连续几个窦性 P 波下传心室
递减传导	是指激动传导过程中所发生的动作电位 0 相上升速度与幅度逐渐减低，因而引起进行性的传导延缓以至传导中断

续表

诊断	心电图特征
隐匿性传导	是指窦性或异位激动在心脏特殊传导系统中传导时，未能使心房或心室除极，故不产生 P 波或 QRS 波
折返激动	是指冲动在激动某一节段心肌组织后返回再一次激动该节段组织。它主要与快速型心律失常有关，其形成要具备有环形折返径路存在、激动在折返径路中缓慢传导、折返途径中存在单向阻滞区 3 个条件。其心电图特点如下：①折返性心动过速可被一个适时的期前收缩刺激所诱发或终止；②由于折返环的相对稳定，因此，由折返激动引起的心动过速的节律常常是绝对整齐的；③由于电极能使折返环同步除极，故由折返引起的心动过速可被电击终止；④由折返激动所致的心动过速或由一临界频率的快速起搏刺激所诱发；⑤由折返激动所形成的期前收缩常是由传导延缓所引起的
干扰性房室脱节	是指心房与心室分别由 2 个节律点控制，各自进行互不相关的活动现象，即窦房结控制心房，房室交界区控制心室。R-R 间隔规整，略短于 P-P 间隔，（但相反时，要注意房室传导阻滞），P 波与 QRS 波无固定关系（P 波可在 QRS 前、中、后）
心室夺获	是指如果心房与心室基本上由 2 个节律点控制，但偶尔出现窦性激动由心房向交界区下传，而交界区正好处于脱离不应期，于是激动下传到心室。R-R 间隔规整，略短于 P-P 间隔，个别心房激动下传到心室时，出现一个提早的 QRS 波群，称为心室夺获，其 P-R 间期 >0.12s（但短于窦性的 P-R 间期）
心房融合波	是指 2 个起搏点发出的激动从不同方向同时传入心房，二者在房内发生干扰，各激动一部分心肌。常见于并发的房早和交界早、窦性心律和交界性心律形成的房室脱节、窦房结至交界区的游走性心律。同一导联中出现 3 种形态的 P 波。心房融合波与前一窦性 P 波的时距与窦性 P-P 间隔应大致相等
心室融合波	是指当不同来源的 2 个激动在心室相遇，由于心室肌处于不应期，任何一个激动都不能侵入另一个刚激动过的心肌，各自激动心室的一部分，多见于室性并行性心律。同一导联中出现了 3 种 QRS 波。心室融合波与前一 R 波的 R-R 间距大致等于窦性激动的 R-R 间期，心室融合波的 P-R 间期 ≤窦性激动的 P-R 间期

续表

诊断	心电图特征
室内差异性传导	即当室内传导系统受到一次激动后正处于激动后的不应期，又有另一个室上性激动到达心室，该处发生障碍产生一个宽大、畸形的 QRS 波。多个导联可见宽大变异畸形的 QRS 波群，其 QRS 时限≥0.12s，其后无明显配对时间
房性期前收缩	发生在心房内除窦房结以外的任何部位提前激动。多源性为不同的 P′波（2 种以上），有各自的 P–R 时限；多形性为同一种配对时间，但形态多种。若期前收缩后无 QRS 波群时，注意伴有未下传；若带有宽大变异畸形的 QRS 波时，注意伴室内差异性传导。多个导联可见提前出现的与窦性 P 波形态不同的 P′波，其 P′–R 时限≥0.12s，其后带有一个近似窦性的 QRS 波群，其后代偿间歇（大部分）不完全
交界性期前收缩	即交界区另有激动点形成的期前收缩。若期前收缩后无 QRS 波群时，伴有未下传。多个导联可见提前出现的与窦性 P 波不同的 P′波，其 P′–R 时限≤0.12s，其后代偿间歇（大部分）完全
室性期前收缩	即心室内有另一激动点。多个导联可见提前出现的宽大变异畸形的 QRS 波群，其前无相关 P 波，其后代偿间歇（大部分）完全
房性逸搏	是指房性起搏点的潜在激动摆脱了窦性激动的频率抑制而形成有效搏动。当 P–R 间期<0.10s 或 P 波隐伏在 QRS–T 中，可为伴交界性逸搏。而连续出现 3 次为房性逸搏心律（异位频率为 50~60 次/min，P 常为多源性）。在一个长心房间歇之后出现一个与窦性 P 波形状不同的 P 波，其 P–R 间期>0.11s
交界性逸搏	交界性逸搏心律频率约 40~60 次/min，可伴有逆行 P 波，其可在 QRS 的前、中、后 P–R 间期<0.12s，R–P 间期<0.20s。快速房性心律失常时可见。在较长的窦性搏动间歇之后
室性逸搏	由于双侧束支传导阻滞所造成的高度或完全性房室传导阻滞，常见于严重心脏病老年患者，为临终心电图。室性逸搏心律频率约 20~40 次/min，常表示窦房结及房室交界区起搏点均受到高度抑制，或房室传导发生了严重障碍，多见于完全性房室传导阻滞、血钾过高、洋地黄中毒、奎尼丁中毒。在较长的心搏间歇之后出现宽大畸形的 QRS 波群，其前无相关的 P 波，可在其后见逆行的 P 波，其 R–P 间期>0.20s

续表

诊断	心电图特征
阵发性室上性心动过速	各导联 P 波显示欠清或与前一心动的 T 波相融合，心室率 > 160 次
阵发性房性心动过速	频率大多 > 160 次。房性期前收缩可见连续出现 3 个或以上，速率约 160 ~ 220 次/min
非阵发性房性心动过速	多见于心房肌损害，如心梗、风湿性心脏病。房性异位节律频率约 70 ~ 130 次/min，其房早为连续出现
阵发性交界性心动过速	频率大多 > 160 次。即交界性期前收缩可连续出现 3 个或以上，速率约 160 ~ 220 次/min
非阵发性交界性心动过速	常见于房颤而使用洋地黄过量或中毒。交界性期前收缩连续出现；频率约 70 ~ 130 次/min，可有多种心房融合波
阵发性室性心动过速	常见于急性心梗，洋地黄、奎尼丁中毒，心肌病。频率大多 > 160 次。室性期前收缩连续出现 3 个或以上，速率约 150 ~ 200 次/min
非阵发性室性心动过速	常见于急性心梗或溶栓治疗后。频率约 60 ~ 100 次/min，以室性逸搏或室性融合波出现
心房纤颤	常见于器质性心脏病者，偶见于正常人情绪激动、吸烟、喝酒以及胆系感染、外伤、手术等。心房率在 350 次/min 以上。当 R - R 均等时，多合并三度房室传导阻滞。当 R - R 间隔大于 0.15s 时，多合并二度房室传导阻滞。各联 P 波消失，代之以大小不等、快慢不一的锯齿状的"f"波，R - R 绝对不等
心房扑动	常见于风心、甲亢及冠心病。注意心房率在 250 ~ 350 次/min 之间，当下传比值不一时，R - R 可不等。各联 P 波消失，代之以间隔均等、形态相同的"F"波，R - R 均等
心室纤颤	当波幅 ≥ 0.5mV 时的粗波型，抢救成功率较高，而 < 0.5mV 者为细波型。当 > 100 次/min 者的过速型，预后较好。QRS - T 波群消失，代之以形态不同、时距不等的波动；频率 180 ~ 250 次/min
心室扑动	规律而连续的大波动，波形一致，无等电位线时，分辨不出 QRS 波及 T 波，频率 180 ~ 250 次/min
临终心电图	出现异常缓慢、节律不规则、宽大畸形的心室波形，无法分辨 ST 段；出现完全性房室传导阻滞伴心室停搏，即心房激动逐渐消失或心房激动完全不能下传心室，仅见窦性 P 波、房性 P'波或 F 波，而无 QRS 波；出现细波型心室颤动

续表

诊断	心电图特征
窦房传导阻滞（第二度窦房）	是指在窦房结和心房肌之间发生传导阻滞。Ⅰ型是由于窦房传导组织的相对不应期及绝对不应期均发生病理性延长。Ⅱ型是因窦房传导组织的绝对不应期发生病理性延迟，使单个激动不能下传到心房。Ⅰ型 P－P 间隔进行性缩短，直至 P 波脱落，出现长 P－P 间歇，而其前的 P－P 最短，但它的 2 倍 >长 P－P；Ⅱ型出现长 P－P 间隔，其是窦性的 2 倍（长 P－P 与短 P－P 成倍数关系）
一度房室传导阻滞	是指交界区的传导系统的相对不应期发生病理性延长而绝对不应期不延长所造成的房室之间的传导时间延长。常见于急性心肌炎、急性心梗、洋地黄中毒及儿童急性风湿热时最早出现。P－R 时限延长 >0.21s 或年龄、心率组最高时限前后两次大致相等，心率对比后一次比前一次快，而后一次心率的 P－R 比前一次延长 >0.04s
二度Ⅰ型房室传导阻滞	由于相对不应期为主，部分绝对不应期发生病理性延长。P－R 间期逐渐延长至最后出现 QRS 波脱落而出现一个长的 R－R 间隔，周而复始的进行；P－R 间隔逐渐缩短，最后出现一个长的 R－R 间隔，其 >2 个短的 R－R
二度Ⅱ型房室传导阻滞	由于交界区的绝对不应期发生病理性延长，而相对不应期正常所致。常见于器质性心脏病。出现 QRS 波间歇性脱落而形成一个长的 R－R 间隔，该长的 R－R 恰好是短 R－R 的倍数关系；无 QRS 波脱落的 R－R 是固定的（若房颤时，R－R >0.16s；R－R 相等时，可能有逸搏）
三度房室传导阻滞	由于交界区的传导系统的绝对不应期发生了病理性延长，而占据了整个心动周期。若激动点在交界区，QRS 波时限正常，QRS 波变异畸形。P 波与 QRS 波无关，P 波有 P 波的规律，QRS 波有 QRS 波的规律；P－P 间隔 <R－R 间隔
不完全性右束支传导阻滞	可见于正常人。V_1 导联 QRS 波群呈 rsr′型时，r′ >r，QRS 时限 <0.12s
完全性右束支传导阻滞	常见于先心病房间隔缺损、肺心病、冠心病、风心病。可伴有心肌缺血改变。V_1 导联 QRS 波群呈 R、RSR′、RsR′、qrsR′型，R 波顶部有切迹，R′ >R，QRS 时限 ≥0.12s，V_5 导联 S 波粗钝、增宽

续表

诊断	心电图特征
完全性左束支传导阻滞	常见于冠心病、高血压、主动脉瓣病变。V_5、V_6导联 QRS 波群呈 R 型（顶部有切迹），V_{1-2}导联 QRS 波群呈 QS、rS 型；QRS 时限≥0.12s
左前分支传导阻滞	常见于冠心病、心肌炎、心肌病、N 肌肉疾病。Ⅱ、Ⅲ、aVF 导联 QRS 波群呈 rS 型，SⅢ>SⅡ，心电轴<−45°
左后分支传导阻滞	冠状动脉疾病所致心肌纤维化，常见于心肌炎、心肌病、高血压、下壁或广泛前壁心梗。Ⅰ、aVL 导联呈 rS 波，aVF 导联呈 qR 波，但 q 波不增宽。心电轴>+120°
不定型传导阻滞	当 QRS 波时限≥0.11s 时，又无完左或完右图形称为不定型心室内传导阻滞。3 位相束支传导阻滞，即心律增快时出现束支阻滞图形，心律减慢时 QRS 波形恢复正常；4 位相束支传导阻滞，即心律减慢时出现束支阻滞图形，心律增快时 QRS 波形恢复正常
预激综合征	是指房室之间存在异常的传导组织，能使心房激动提早到达心室的某一部分，并使之兴奋。偶见于心肌炎、心梗之后。变异型预激综合征仅 P−R 时限<0.12s，或出 δ 波。P−R 时限<0.12s，QRS 时限>0.11s，及 QRS 起始部有 δ 波。A 型 δ 波和 V_{1-6}导联 QRS 波群向上；B 型 δ 波和 V_1、V_2导联 QRS 波群向下、V_5、V_6导联 QRS 波群向上；C 型 V_{1-4}导联 QRS 波群向上，$V_{5,6}$出现深 Q 波
早期复极综合征	出现 ST 呈水平形抬高而无心肌梗死或心包炎临床症状改变的心电图改变，多见于年轻人
起搏器心电图	在 QRS 波（或 P 波）之前可见规律出现的起搏信号
P 波增宽	左心房肥大，或房内传导阻滞
P 波增高	右心房肥大
P 波消失	心房的电活动消失，或注意 P 波融在 QRS、T 波中，或是室早
P 波方向异常	Ⅰ导联 P 波向下多见于右位心、左右上肢导联接反、左房心律；Ⅱ导联 P 波向下多见于深呼气或心脏呈横位；P 双相时注意心房改变；逆行 P 多见于交界性期前收缩、房室交界性心律

续表

诊断	心电图特征
P 波形态多变	游走性节律，多源性房早伴有房性融合波，多源性房性心动过速，房性并行心律并房性融合波
P-R 时限改变	延长多见于房室传导阻滞，迷走 N 张力过高；缩短多见于交界性心律，预激综合征；间期不固定多见于干扰性房室分离
QRS 电压增高	心室肥厚，束支传导阻滞，预激综合征，心室内差传，室早，室性融合波
QRS 电压降低	短路传导，传导阻滞，水、电解质及代谢紊乱，心力衰竭，广泛性心肌损害
QRS 时限延长	室早，室内差传，束支传导阻滞，预激综合征，心室肥大，奎尼丁中毒，高血钾，心肌炎
QRS 形态时间不固定	多源性或多形性室早，房早或房颤伴差传，房早、室早及室性融合波同时出现，室性并行心律，室性心动过速，完全性房室传导阻滞，束支传导阻滞成文氏现象，室内三支阻滞，间歇性预激综合征
QRS 电轴偏移	左偏多见于左前分支阻滞，左室肥大，完左，下壁心梗，肺气肿，B 型预激综合征；右偏多见于左后分支阻滞，右束支阻滞，右心室肥大，下壁心梗合并左后分支阻滞，A 型预激综合征，前侧壁心梗，悬垂型心脏
ST 段降低	心肌劳损，急性心内膜下心梗，束支阻滞，预激综合征，心肌病，低血钾，洋地黄作用，心室肥大，T 波引起的 S-T 改变
ST 抬高	急性心梗，急性心包炎，变异性心绞痛，早期复极综合征，心室壁瘤
T 低平、倒置	心梗，心肌缺血，心肌炎，心包炎，电解质紊乱和药物作用，N 官能症，心室肥大，束支阻滞，预激综合征
T 波高耸	急性心梗，高血钾，左室舒张期负荷过重，脑血管意外，急性心包炎，早期复极综合征
U 波倒置	心肌缺血心绞痛发作时，心梗，脑血管意外
U 波增高	低血钾，左室肥厚，心动过缓，奎尼丁作用，脑血管意外
心搏	提前出现常见于窦性期前收缩，房早，交界早，室早，并行心律，反复心律，心室夺获；延缓出现常见于交界性逸搏，室性逸搏，房性逸搏

续表

诊断	心电图特征
心室率快而规整	窦性心动过速，阵发性房性心动过速，阵发性与非阵发性交界性心动过速，房扑，室扑
心室率慢而规整	窦性心动过缓，交界性逸搏心律，室性逸搏心律，房性逸搏心律，窦性心律合并2:1窦房传导阻滞，窦性心律伴2:1房室阻滞，心房颤动合并完全性房室传导阻滞，房早未下传
心室率显著不整	心房颤动，阵发性房性心动过速伴有不规则房室传导，阵发性房性心动过速伴文氏型房室传导，反复性心动过速，心房扑动伴有不规则房室传导或文氏型房室传导，并行心律型室性心动过速伴有文氏型传出阻滞，混乱心律，多源性房性心动过速，窦性心律不齐，预激综合征合并阵发性心房颤动
室性二联律	交替性室早，交替性交界早，窦性心律合并3:2房室阻滞，心房扑动2:1与4:1房室传导交替出现，房性心动过速1:1房室传导与2:1房室传导交替出现，每2个窦性心搏之后出现一个未下传的房性期前收缩，室性异位心律伴3:2传出阻滞
房性二联律	交替性窦性期前收缩，交替性房性期前收缩，交替性交界性期前收缩逆传至心房，交替性室性期前收缩逆传至心房，窦性节律伴3:2窦房传导阻滞，房性异位心律伴3:2传出阻滞，交界性心律伴3:2逆行传导阻滞

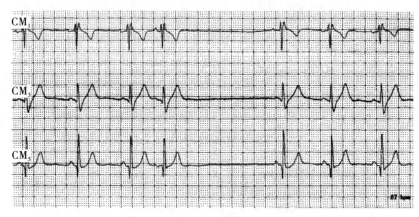

图15　窦性心律

（窦性心律，心率70bpm，P－R间期140ms，QRS时间110ms，Q－T间期400ms）

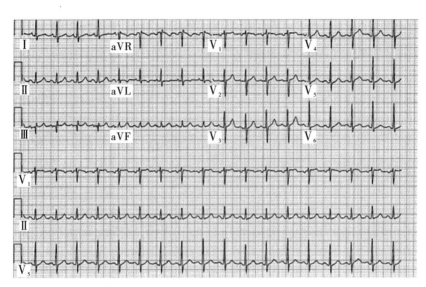

图 16　窦性心动过速

（窦性心动过速，Ⅰ导联 S 波，Ⅲ导联 Q 波，电交替）

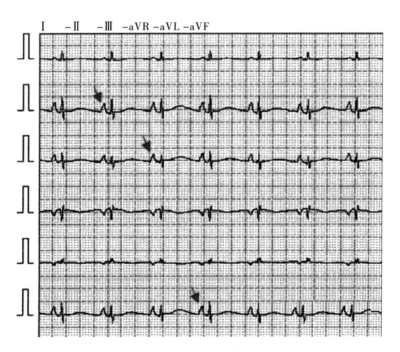

图 17　右心房肥大

（窦性心律，节律规整。Ⅱ、Ⅲ、aVF 导联 P 波呈高尖，P 波时限约 0.09s，

P 波电压 0.25～0.35mV）

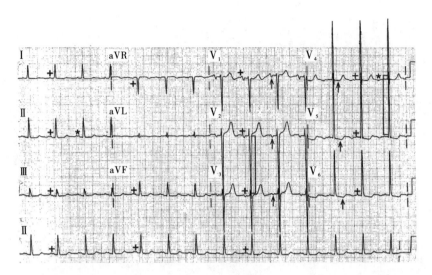

图 18 左心室肥厚

（QRS 波时限 0.08s，电轴正常，QT/QTc 间期 360/440ms，胸前导联 R 波振幅或 S 波
深度增加，V_2 导联 R 波深度 39mm，V_5 导联 R 波振幅为 40mm，二者之和是 79mm，
QRS 电压明显增高）

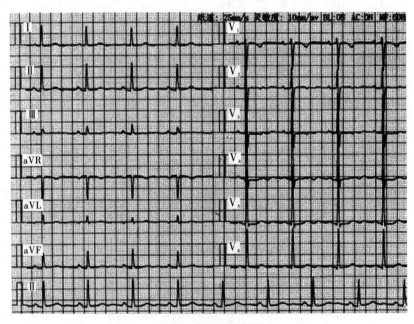

图 19 高血压性心脏

（多导联 T 波低平伴随 ST 段及 U 波改变）

3. 其他临床辅助检查

超声检查是根据声像图特征对疾病进行诊断的一种检查方法。超声波为一种机械波，它具有反射、折射、衰减及多普勒效应等物理特性。通过各种类型的超声诊断仪，将超声发射到人体内，其在传播过程中遇到不同组织或器官的分界面时，将发生反射或折射从而形成回波。这些携带信息的回波信号经过接收、放大和处理后，以不同形式将图像显示在荧光屏上，即声像图。通过观察、分析声像图并结合临床表现可对疾病作出诊断。

（1）肝脏超声

正常肝脏声像图的特点为表面光滑，肝包膜呈线样强回声，厚度均一；肝右叶膈面为弧形，外下缘较圆钝，肝左叶边缘锐利；肝实质呈点状中等回声，分布均匀；肝内血管（门静脉分支和肝静脉属支）呈树状分布，其形态和走行自然；肝内胆管与门脉分支伴行，二级以上胆管一般不易显示；肝左叶前后径（厚度）≤6.0cm，长度≤9.0cm；肝右叶最大斜径≤14cm，前后径≤11cm；门静脉主干内径1.0～1.2cm。超声检查时主要观察以下4点：①肝脏大小、形态是否正常，包膜回声、形态、连续性是否正常；②肝实质回声的强度，实质回声是否均匀，是否有局限性异常回声，异常回声区的特点（如数目、位置、范围、形态、边界、内部回声情况）及其与周围组织器官的关系等；③肝内管道结构（胆管、门脉系统、肝静脉和肝动脉）的形态和走行，管壁回声情况，管腔有无狭窄或扩张；④与肝脏相关的器官如脾脏、胆囊、膈肌、肝门及腹腔内淋巴结情况。

B超检查提示疾病有：①肝脏弥漫性病变　病毒性肝炎、药物中毒性肝炎、酒精性肝炎、肝硬化、肝瘀血、脂肪肝以及其他原因所致肝实质病变等；②肝脏囊性占位性病变　肝单纯性囊肿、多囊肝、肝包虫病、肝脏囊腺瘤等；③肝脏实性占位性病变　良性肿瘤（如肝血管瘤）、瘤样病变、恶性肿瘤（原发性肝癌、肝转移癌）等；④肝血管疾病　门静脉高压症、门静脉栓塞、肝动脉瘤、布加综合征等；⑤肝及肝周脓肿　各种肝脓肿、膈下脓肿等。

（2）胆囊超声

正常胆囊长径≤9.0cm，前后径≤3.0cm；胆囊壁厚度＜3.0mm；

肝外胆管上段直径 2.0～5.0mm(小于伴行门脉直径的 1/3)，下段直径
≤8.0mm；肝内左右肝管直径≤2.0mm。超声检查时主要观察：①胆囊
大小，包括长径、前后径；②胆囊壁有无增厚，均匀性还是局限性增
厚，增厚的部位、范围及壁上有无隆起样病变；③胆囊囊腔是否回声清
亮，是否有结石、胆泥等形成的异常回声；④肝内外胆管管径及走行，
包括胆管有无扩张，管壁有无增厚，扩张的程度、部位、累及范围及扩
张下段胆道内有无结石、肿瘤等梗阻性病变，或周围有无肿大淋巴结等
外压性病变。

B 超检查提示疾病：①胆石症　胆囊结石如泥沙样结石、充满型结
石、附壁结石，肝内外胆管结石等；②胆囊良性隆起样病变　腺瘤、胆
固醇性息肉、胆囊腺肌病；③胆道恶性肿瘤　胆囊癌、胆管癌；④胆囊
炎　急性、慢性胆囊炎；⑤肝内外胆管扩张　先天性胆总管囊状扩张、
肝内胆管囊状扩张症等，胆管内结石、肿瘤及胆管外外压性包块造成的
扩张。

(3)胰脏超声

正常胰腺胰头前后径(厚径)1.0～2.5cm，胰体、尾前后径(厚径)
1.0～1.5cm，胰管直径≤0.2cm。胰腺异常判定标准为胰头前后径≥
3.0cm，胰体、尾前后径＞2.0cm 为胰腺肿大；胰头前后径＜1.0cm 为
胰腺萎缩；胰管直径≥0.3cm 为胰管扩张。超声检查时主要观察：①胰
腺的位置、形态、大小，表面、内部回声、胰管状态，与周围组织关系
等，若有占位病变，应多断面扫查以确定占位的位置、大小、边缘、内
部回声、血供情况、后方有无回声衰减及其程度；②胰腺及其病变与周
围血管的关系，血管有无移位、变形，血管内有无血栓，胰腺周围有无
肿大淋巴结；③胰腺疾病相关的情况，例如胆道系统有无结石，有无胰
周、网膜囊、肾前间隙积液，有无腹腔积液(腹腔积液)等。

B 超检查提示疾病：①胰腺炎症　急、慢性胰腺炎，胰腺脓肿，胰
腺结核，胰石症；②胰腺囊性病变　假性囊肿，真性囊肿(如先天性、
潴留性、寄生虫性囊肿)；③胰腺肿瘤　良性、恶性肿瘤；④其他　先
天性胰腺异常。

(4)脾脏超声

正常脾脏长径(肋间斜切面上脾下极最低点到上极最高点间的距

离）<11cm，脾脏厚度（肋间斜切面上脾门至脾对侧缘弧形切线的距离）<4.0cm，脾静脉内径（脾门部）<0.8cm。脾肿大判定标准为脾脏长径>11cm或厚度>4.0cm，或脾脏长径×脾脏厚度×0.9≥40cm。超声检查时主要观察：①脾脏的位置、形态、大小、包膜、实质回声；②脾脏内部有无局限性病变及病变的形态、大小、边缘、回声强弱、回声是否均匀、周围及内部血流情况；③脾动、静脉血流情况，脾门处血管内径；④周围脏器有无病变及对脾脏的影响。

B超检查提示疾病：①脾先天性异常　副脾、游走脾、多脾、无脾、先天性脾脏反位等；②脾脏弥漫性肿大　肝硬化、瘀血、血液病、感染、结缔组织病等引起的脾肿大；③脾含液性病变　脾囊肿、多囊脾、脾包虫囊肿等；④脾实性占位病变　血管瘤、错构瘤、恶性淋巴瘤、转移瘤等；⑤其他　脾血管病变、脾萎缩。

（5）肾脏超声

正常肾脏长径为10~12cm，横径5.0~6.0cm，前后径3.0~4.0cm，左肾大于右肾；肾实质厚度1.5~2.5cm，肾皮质厚度0.5~0.7cm，肾集合系统宽度占肾断面1/2或2/3，肾盂分离≤1.5cm。超声检查时主要观察：①肾脏大小、形态有无改变；②有无异位肾、独肾等先天性肾发育异常；③肾脏结构有无异常改变，肾包膜、肾实质（皮质、髓质）、肾集合系统情况，正常肾包膜完整，皮质、髓质分离清楚；④有无肾脏占位性病变，其大小、形态、回声、部位、与周围组织的关系等；⑤有无局限性强回声，其后方有无声影等；⑥肾盂、肾盏有无扩张现象等。

B超检查提示疾病：①囊性占位病变　肾囊肿、多囊肾、输尿管囊肿等；②实性占位病变　肾癌、肾盂癌、肾错构瘤、输尿管肿瘤等；③先天性异常　孤立肾、重复肾、异位肾、游走肾、双肾盂、分叶肾、输尿管狭窄、输尿管扩张等；④肾脏弥漫性病变　急、慢性肾小球肾炎、肾病综合征、肾盂肾炎、肾淀粉样变及肾中毒等；⑤其他　肾结石、肾积水、输尿管结石及尿路梗阻等，以及肾实质破坏、钙化等。

项目三　信息管理

【学习目标】

能够录入、汇总信息；能够建立和完善体重档案。

【掌握内容】

本模块考核比重为 5%，重点掌握信息分类、数据的汇总方法、体重档案的基本内容。

【任　务】

一、录入信息

资料的收集是体重管理的基础。现代医学的发展使得医学科研方法日趋多元化，医学科研工作中的数据越来越呈现大型化的趋势，即收集的样本含量和研究的变量数越来越多。随着计算机应用技术的发展和普及与统计分析方法的不断深化，相关数据的分析处理越来越依赖于计算机来完成，大型的统计软件如 SAS、SPSS、STATA 等以其强大的功能、便捷的操作、日趋完善的性能，给人们进行数据处理带来了很大的方便，使过去很长时间才能完成的计算在瞬间就能实现。因此，使用统计软件进行分析之前，保证将原始数据规范、准确、完整的录入数据库，是资料分析过程中的重要环节。

（一）录入原则

体重管理信息录入时应遵循便于录入、便于核查、便于转换、便于分析的原则。

1. 便于录入

便于录入是指在录入过程中尽可能减少录入的工作量，将原始数据中的分类变量或非连续型变量量化，如性别、民族、高血压、糖尿病的患病情况等皆为分类变量，在原始数据中表现为字符的形式，可根据实际情况将其数量化，这样既可以节省录入时间，又将原始指标转化为可被统计分析软件识别和运算的量化指标形式。

2. 便于核查

便于核查是指一定要有标识变量，以便数据的核查校对。

3. 便于转换

便于转换是指录入数据时要考虑不同软件的要求，如一些软件不能识别中文，一些软件的变量名要求不能超过 8 个字符等，因此，在录入数据时，变量名一般尽可能使用英文且不超过 8 字符，数据尽可能用数值表示，这样数据库被分析软件读入时，就不容易丢失数据和出现差错。

4. 便于分析

便于分析是指收集的资料尽可能录成一个数据库文件，而不要分解成多个数据文件，且录入的格式应满足多种统计分析方法的需要。

（二）信息分类

信息分类是指遵循约定的分类原则和方法，按照信息的内涵、性质及管理的要求，将所有信息按一定的结构体系分门别类加以集合，从而使得每个信息在相应的分类体系中都有一个对应位置。信息分类的基本原则可归纳为：科学性、系统性、可延性和兼容性。与体重管理相关的信息来源于居民健康档案。居民健康档案是记录居民健康状况的系统化文件或资料库，包括个人患病记录、健康检查记录、各年龄阶段的保健记录及个人和家庭一般情况记录等。一个好的健康档案是良好地照顾病人的基础，也是医生扩大和加深临床经验乃至科研的工具。

1. 个人健康档案

个人健康档案是指自然人从出生到死亡的整个过程中，其健康状况的发展变化情况以及所接受的各项卫生服务记录的总和。

2. 家庭健康档案

家庭健康档案是以家庭为单位，记录家庭成员和家庭整体在医疗保健活动中产生的有关健康基本状况、疾病动态、预防保健服务利用情况等的文件材料。

3. 社区健康档案

社区健康档案是记录社区自身特征和居民健康状况的资料库。以社区为单位，通过入户居民卫生调查、现场调查和现有资料搜集等方法，收集和记录反映主要健康特征、环境特征以及资料及其利用状况的信息,并在系统分析的基础上评价居民健康需求,最终达到以社区为导向,进行整体性、协调性医疗保健服务的目的。

(三)数据的录入方法

信息录入就是把收集到的信息录入到计算机里保存,以便下一步的分析和使用。信息录入有 2 种方法:①以单独数据文件的形式录入和存在 将所有的调查数据直接输入电子数据表,最好是采用双份独立录入校对的方法,所谓"双份独立录入"是指有 2 个录入员采用相同的数据库结构分别独立地录入同一份健康信息记录表,使同一批资料得到两份数据库;②直接录入专门统计软件中 应用如 PAD 这样的电脑终端在调查时就将数据送入计算机主机,优点是节省由问卷到电脑的数据文件转换时间,而且在现场直接录入会提高调查双方的积极性,避免枯燥。

数据录入过程必须努力降低错误的发生率。条件许可时最好应用双录入的方法来录入数据。

二、汇总信息

(一)汇总原则

1. 答案完整性

经过复核的问卷,应该是一份完整的问卷,问卷完整才是有意义的,才有可能去考虑其真实性和可信性。问卷的完整主要包括:①漏答错答 由于调查是一种大脑高度紧张的活动,因此,有可能漏掉其中某个问题,尤其是当问卷设计得较为复杂时,更容易发生漏答现象,故应该逐题检查,对于跳答正确与否要特别注意,跳答的问题虽不容易漏答,但是很容易错答,即对不该回答的部分做了回答;②篇幅完整 问卷不完整还有一种情况是篇幅不完整,尤其是封面不完整的情况经常出现;③记录充分 一方面是开放性问题,要有具体明晰的答语,而且要求是现场记录下的,另一方面是要有其他记录和备注内容。

2. 资料真实性

只有当所获资料是真实的时候,调查才变得有意义。真实性的检验主要表现在:①是否存在前后矛盾的现象 有些矛盾是在访问当时就可以发现的,而有的可能是因为当时紧张、忙碌而忽略,只有从卷面上寻找是否存在矛盾点;②是否存在明显的不合情理之处 有时候,调查员在整理问卷时,会发现被访者的某些回答按常理无法解释,但是,这并不一定代表被访者的回答是虚假的，有时候，也会有其他原因夹在其中，只不过是被访者在当时没有说清楚罢了。

(二)数据的汇总方法

所谓汇总，就是根据研究目的把分组后的数据汇集至有关表格中，并进行计算和汇总，以集中、系统的形式反映调查对象总体的数量情况。汇总的方法可分为手工汇总和电子计算机汇总两大类。

手工汇总的具体方法有：①画记法　是在汇总表的相应组内，先用画点或画线作为记号，然后再汇总的方法；②折叠法　是按照相同项目或指标栏次，把表格一张张折叠、排列和对齐，然后再汇总的方法；③分表法　是按照汇总要求将调查表分类，然后分别计算、汇总的方法；④过录法　是先将调查资料过录到预先设计的过录表或汇总表上，然后计算、汇总的方法；⑤卡片法　是利用特制的卡片摘录有关数据，然后分组汇总的方法。这5种方法中，前3种方法比较简便，但易出错漏；后2种方法准确性较高，但费时较多。具体运用时，应根据汇总要求和主客观条件做适当选择。随着计算机的迅速普及，手工汇总方法正逐渐被计算机汇总方法所代替。

计算机汇总的步骤：①编码　是将问卷中的信息数字化，编码工作主要是建立编码手册，要考虑周全；②登录　是将编好码的问卷资料过录到资料卡上去；③录入　是将登录在资料卡上的数据录入到计算机的存储设备上去程序编制。

三、建立体重档案

建立完整、真实的体重档案，对于个人而言，可以及时地更新个人体重服务信息，了解自身体重状况的变化、疾病发展趋向、治疗效果等情况，有利于居民采取针对性的体重管理措施，同时也为医生诊治疾病带来很大的方便。对于社区卫生服务机构而言，可以通过建立个人、家庭和社区体重档案，了解和掌握社区居民的体重状况，为筛选高危人群，开展体重管理和采取针对性预防措施奠定基础；也便于社区医生定期对老年人、妇女、儿童及高血压、糖尿病慢性病患者等重点人群进行随访和健康指导，也有助于提高社区卫生服务的管理效率，有助于社区卫生资源的合理利用，从而能够提供优质、综合、连续的社区卫生服务，提高社区居民的健康水平，改善社区卫生状况。

（一）建立档案的方法

建档的基本方法是在确定了建档对象后，对所有的建档对象通过个人健康检查、家庭调查等获取基本资料，填入个人健康档案和家庭健康档案信息。对日后新加入的居民则采取个别建档和更新家庭成员基本情况的方式。

1. 在自愿的基础上，结合健康体检建立档案

在自愿的基础上开展健康检查，同时建立个人健康档案和家庭健康档案，筛选个人和家庭的主要体重管理问题，确定重点服务对象。

2. 针对重点人群，结合日常医疗卫生服务建立档案

针对高血压、糖尿病、妇女、儿童以及 60 岁以上老年人，结合日常医疗卫生服务建立档案，此法目标人群明确、针对性强，把日常工作和建档工作结合起来，较易操作，把疾病诊疗与体重管理结合起来，体现防治结合的特色。

3. 结合入户调查建立健康档案

主要由卫生机构派专职人员完成档案建立工作，作为结合日常门诊和体检方式建档的补充。

（二）体重档案的基本内容

完整的体重档案应包括个人基本健康信息、家庭健康信息和社区健康信息 3 大部分。健康档案中所采集的信息是以个人为中心、家庭为单位、社区为范围，以健康问题为导向，综合生物、心理、社会等影响因素，从各个角度去观察和了解健康问题的全貌。家庭特征和社区特征可以通过对各家庭成员和各社区居民个人间的共同特点的识别，然后进行逐一提取归纳。不同个人、家庭、社区健康档案间的比较可以反映不同社区环境因素、家庭环境因素、个体生活方式差异等给个人健康所带来的不同卫生问题和影响。

1. 个人基本健康信息

个人基本健康信息主要是由以问题为中心的个人健康问题记录和以预防为导向的周期性健康检查记录 2 个部分组成。

社区医疗中心的个人健康问题记录多采用以问题为导向的病例记录（POMR）方式，POMR 内容包括：①基本资料　一般包括人口学资料、临床资料及健康行为资料；②主要问题目录　问题目录中所记录的问题

可以是明确诊断的疾病，也可是某种症状、体征及异常的化验结果，可以是生物因素所致的问题，也可是社会、心理、行为方面的问题，从时间跨度上，包括发生在过去、现在和将来的任何时期，问题目录通常以表格的形式将确认后的问题按发生的时间顺序逐一记录，问题目录表应置于健康档案之首，使医生对患者的情况一目了然；③问题描述　通常采用 SOAP 格式，即按照主观资料（S，由患者提供的主诉、症状、病史、家族史等）、客观资料（O，指医生在诊疗过程中所观察到的患者资料，包括体检所获得的体征、实验室检查及其他辅助检查所获得的资料，还包括患者的态度、行为等）、评估（A，指医生根据获得的主客观资料，进行综合、分析，对问题作出全面的评价，包括诊断、鉴别诊断、问题轻重程度及预后判断等）、计划（P，指针对患者的健康问题所制订的处理计划，包括进一步明确诊断应作哪些检查，针对健康问题应采取哪些治疗措施，如何对患者进行健康教育，是否需要会诊、转诊等）的顺序进行推述；④病情进展记录　对于主要健康问题，尤其是需要长期监测的慢性疾病，应对其病情变化及治疗情况做连续性记录；⑤会诊及转诊记录　在社区卫生服务机构，由于受条件限制，有些疾病需要通过会诊、转诊来解决，会诊、转诊是社区医生协调性服务的重要手段；⑥周期性健康检查记录　属于个人健康档案中的预防性资料。它是根据社区主要健康问题的流行状况，针对居民的不同性别、年龄而设计的终生性的健康检查计划。这种检查与传统的年度条件相比，具有较强的个体针对性和健康预测的连续性，是社区医生实施一、二级预防的有用工具。实施周期性健康检查，首先要为个体设计好健康检查计划。

2. 家庭健康信息

家庭健康档案是居民健康档案的重要组成部分，主要包括：①家庭基本资料　如家庭住址、家庭成员的基本资料、建档医生和护士姓名、建档日期等；②家系图　以绘图的方式表示家庭结构及成员的健康状况和社会资料，是简明的家庭综合资料，其使用符号有一定规定；③家庭生活周期　可分为 8 个阶段（新婚、第 1 个孩子出生、有学龄前儿童、有学龄儿童、有青少年、孩子离家创业、空巢期和退休），每一阶段均有其特定的发展内容及相应的问题，包括生物学、行为学、社会学等方面的正常转变及意料之外和待协调的危机；④家庭卫生保健记录　记录家庭环境的卫生状况、居住条件、生活起居方式，是评价家庭功能、确定健康状况的参考资料；⑤家庭主要问题目录及其描述 记载家庭生活压力事件及危机的发生日期、问题描述及结果等。

3. 社区健康信息

社区健康档案是居民健康档案中最主要的部分，包括4部分的内容：①社区基本资料 包括社区的自然环境状况（如社区的地理位置、范围、自然、环境状况、卫生设施和卫生条件等）、社区的人口学特征（如社区的总人数、年龄性别构成即人口金字塔、出生率、病死率、人口自然增长率、种族特征、生育观念等）、社区的人文和社会环境状况（如社区居民的教育水平、宗教及传统习俗、消费水平及意识、社会团体发展情况及作用、家庭结构、婚姻状况、家庭功能、公共秩序等）、社区的经济和组织状况等；②社区卫生资源 包括社区的卫生服务机构和卫生人力资源状况等；③社区卫生服务状况 包括一定时期内的门诊量统计、门诊服务量、门诊服务内容、患者的就诊原因分类、常见健康问题的分类及构成、卫生服务利用情况、转会诊病种、转会诊率及适宜程度分析等；④社区的健康状况 包括社区健康问题的分布及严重程度（如社区人群的发病率、患病率及疾病构成、病死率及残疾率）、社区居民健康危险因素评估（如饮食习惯、缺乏锻炼，紧张的工作环境、生活压力事件、人际关系紧张、就医行为、获得卫生服务的障碍等）、社区疾病谱、疾病年龄性别职业分布、死因谱等。

四、完善体重档案

理想的体重管理档案应该与健康管理档案具有同等的作用，是实时查询的体重变化状况信息的报表，储存的数据可以作为评估体重控制效果及制订体重调整方案的依据。

（一）完善体重档案的原则

健康档案是医疗卫生机构为城乡居民提供医疗卫生服务过程中的规范记录，是以居民个人健康为核心、贯穿整个生命过程、涵盖各种健康相关因素的系统化文件记录。居民健康档案是居民享有均等化公共卫生服务的重要体现，是医疗卫生机构为居民提供高质量医疗卫生服务的有效工具，是各级政府及卫生行政部门制订卫生政策的参考依据。体重管理档案是健康档案中极为重要的一部分，完善体重档案应遵照健康档案管理的基本原则：①政策引导、居民自愿　加强政策宣传，积极引导城乡居民自愿参与建立健康档案工作；②突出重点、循序渐进　优先为老年人、慢性病患者、孕产妇、0～3岁儿童等建立健康档案，逐步扩展到全人群；③规范建档、有效使用　规范健康档案的建立、使用和管理，保证信息的连续性、完整性和有效使用；④资源整合、信息共享以基层医疗卫生机构为基础，充分利用辖区相关资源，共建、共享居民健康档案信息，逐步实现电子信息化。

（二）完善体重档案的方法

体重档案信息主要来源于医疗卫生服务记录、健康体检记录和疾病调查记录，这些档案后续完善与更新，对体重管理有重要的意义。

建立完善的信息管理制度需要注意的有：①如何建立完善的信息管理制度　建立原始信息收集制度，利用信息管理系统进行原始信息收集工作，准确及时地收集信息；②规定信息传输渠道　在信息管理过程中，信息渠道要畅通，方便信息的传输，避免重复采集和收集信息；③提高信息的利用率　信息管理的成效越高信息的利用率就越高，健全的信息管理系统需要专门经过训练的信息人才识别信息的价值，从大量信息中找出规律，提高信息管理的水平；④建立灵敏的信息反馈系统　建立灵敏的信息反馈系统，定期通过多种渠道对各种数据进行深入的分析，对信息进行有效的调节和控制。

具体工作方法要注意以下几点：①入户为居民建立健康档案，可通过健康体检、健康教育、住院探视等多种方式进行建档，并根据其主要健康问题和服务提供情况填写相应记录，同时为服务对象签订家庭保健服务协议；②及时将建立的健康档案录入电脑，建立电子化健康档案；③健康档案应及时更新，保持资料的连续性；④健康档案的建立要遵循自愿与引导相结合的原则，要注意保护服务对象的个人隐私；⑤遵照国家有关专项技术规范要求记录相关内容，记录内容应齐全完整、真实准确、书写规范，基础内容无缺失；⑥将建立的纸质档案分类放置，以便查阅。

模块二 健康风险评估

《中国居民营养与慢性病状况报告(2020年)》指出：居民超重肥胖问题不断凸显，慢性病的患病、发病仍呈上升趋势。中国18岁及以上居民男性和女性的平均体重分别为69.6kg和59kg，与2015年发布结果相比分别增加了3.4kg和1.7kg。中国成年居民超重率和肥胖率超过50%，6～17岁的儿童青少年超重率和肥胖率接近20%，6岁以下儿童的超重率和肥胖率达到了10%。城乡各年龄组居民超重肥胖率持续上升，18岁及以上居民的超重率和肥胖率分别为34.3%和16.4%，6～17岁儿童青少年超重率和肥胖率分别为11.1%和7.9%，6岁以下儿童超重率和肥胖率分别为6.8%和3.6%。专家分析，能量摄入和能量支出不平衡是导致个体超重肥胖的直接原因。

【实操测评】

健康评估流程

主观询问 首先了解咨询对象要求帮助解决的主要问题，再根据这些主要问题询问咨询对象的疾病史、饮食史、生活习惯、生活环境、饮食营养条件、饮食习惯和嗜好、餐次和分配比例，以及饮食烹调的方法等。

客观检查　对咨询对象进行健康状况的检查，比如对全身的检
↓　　　　查，对体温、脉搏、呼吸及血压的检查和血液常规化
　　　　　验；对咨询对象进行体格营养的检查，比如测量身
　　　　　高、体重、腰臀比等；有必要又有条件的可进行试验
　　　　　室的有关检查，比如临床生化检查、肝功能测定和心
　　　　　电图、超声波等器械检查。

健康评估　根据生活方式评估(膳食营养评估、体力活动评估、心
　　　　　理状态评估、健康素养评估)和体重分期评估(超重或
　　　　　肥胖评估、分期标准和转诊治疗)等主观询问和客观检
　　　　　查所了解掌握的调查结果对咨询者进行健康状况的评
　　　　　价，评价咨询对象当前存在的健康体重风险程度。

项目一 生活方式评估

【学习目标】

能够根据膳食营养评估问卷进行膳食营养的评估；能够根据体力活动评估问卷进行体力活动的评估；能够根据心理评估问卷进行心理状态的评估；能够根据健康素养评估问卷进行健康素养的评估；能够识别和分析常见的健康危险因素。

【掌握内容】

本模块考核比重为10%，重点掌握膳食营养、体力活动、心理状态、健康素养的评估方法。

【任　务】

一、常见的评估方法

风险评估是根据所收集的个人健康信息，对个体的健康状况、可改变的危险因素（心理不健康/健康知识水平偏低以及吸烟、饮酒过多、运动不足、膳食不平衡等不良生活方式导致的腰围/BMI超标、血脂异常、血糖异常、血压异常等）、未来患病（主要是超重/肥胖及其相关危险人群，如高血压、高血脂、高血糖等）的危险性进行量化评估。根据评估结果分为健康个体/人群、重点人群、高危个体/人群，对不同风险的人群采取不同等级的干预手段来达到资源的最大化利用。对某一个体未来发生超重/肥胖以及由此导致健康风险的程度与概率的评估，主要作用是明确个体的主要健康问题及其危险因素，帮助个体认识健康风险，针对性地提出改善建议，制订个性化的健康管理计划。

一般健康风险评估包括生活方式/行为危险因素评估、生理指标危险因素评估，个体存在危险因素的数量和严重程度的评估。生活方式/行为评估主要是通过对吸烟、体力活动、膳食状况等的评估，帮助个体识别自身的不健康行为方式，充分认识到这些行为和危险因素的不良影响；生理指标危险因素评估就是通过检测个体血压、血脂、血糖、体重指数评估、腰围等生理指标，明确个体各项生理指标的严重程度，以及同时存在其他危险因素的数量，评估个体的危险度，进行超重/肥胖及其相关疾病（如高血压、糖尿病）危险度分层管理。

（一）膳食营养评估

常用的膳食调查与营养状况评价方法推荐营养不良通用筛查工具（MUST），MUST 由英国肠外肠内营养学会营养不良咨询组 2003 年推荐用于社区的营养不良筛查，由英国剑桥大学的伊利亚（M. Elia）牵头制订，是 2019 年全国科学技术名词审定委员会公布的肠外肠内营养学名词。MUST 是主要通过体重指数（BMI）、体重改变及急性疾病影响 3 个部分来筛查社区人群营养不良发生率的一种营养不良筛查工具，主要用于蛋白质－热量营养不良及其发生风险的筛查，适用于不同的医疗机构和所有住院患者。MUST 的特点是简易快速，一般 3～5min 即可完成，适用范围广泛，适合不同专业医务工作者使用，对于老年住院患者的病死率和住院时间有较高的预测价值和预见性，缺点是针对性和特异性弱（表 12）。

表 12　营养不良通用筛查工具（MUST）

评定项目	评分系数	得分
BMI 分数	>20	0
	18.5～20	1
	<18.5	2
体重丧失分数（过去 3～6 个月体重丢失）	<5%	0
	5%～10%	1
	>10%	2
急性疾病影响分数（疾病导致进食或摄入不足超过 5d）	否	0
	是	2

评分标准：①总分 0 分　低营养风险状态，需定期进行重复筛查；②总分 1 分中营养风险状态，需记录 3d 膳食摄入状况并重复筛查；③总分为 2 分或以上　高营养风险状态，需接受营养干预。

微型营养评价（MNA）是 20 世纪 90 年代初 Vellas、Garry、Guigoz 等创立和发展的一种新的人体营养状况评价方法，其评价内容包括：①人体测量　包括身高、体重；②整体评价　包括生活类型、医疗及疾病状况(如消化功能状况等);③膳食问卷 食欲、食物数量、餐次、营养素摄入量、是否有摄食障碍等;④主观评价 对健康及营养状况的自我检测等。该方法标准量化,尺度清晰,简便易行,根据上述各项评分标准计分并相加,可在 10min 左右完成,且与传统的人体营养评价方法及人体组成评价方法有良好线性相关性。MNA 适用于老年人群、社区人群(问卷 2)。

问卷 2 微型营养评估(MNA)

1. 近 3 个月体重丢失

    0 　>3kg

    1 　不知道

    2 　1～3kg

    3 　无

2. BMI

    0 　<19

    1 　19～20.5

    2 　21～22.5

    3 　≥23

3. 近三个月有应激或急性疾病

    0 　否

    2 　是

4. 活动能力

    0 　卧床或轮椅

    1 　能下床但不能外出

    2 　能外出活动

5. 神经精神疾病

    0 　严重痴呆或抑郁

    1 　轻度痴呆

    2 　没有

6. 近三个月有无饮食量减少

    0 　严重减少

    1 　减少

    2 没减少

7. 是否能独立生活

    0 不能

    1 能

8. 每天服用 3 种以上药物吗

    0 是

    1 否

9. 身体上是否有压痛或皮肤溃疡

    0 是

    1 否

10. 每日用几餐

    0 1 餐

    1 2 餐

    2 3 餐

11. 每天摄入奶类或每周两次豆制品禽蛋或每天吃鱼、肉、禽类食品

    0 0~1 项

    0.5 2 项

    1 3 项

12. 是否每餐都吃蔬菜水果

    0 否

    1 是

13. 每天饮水量

    0 <3 杯

    0.5 3~5 杯

    1 >5 杯

14. 进食情况

    0 依赖别人帮助

    1 能自行进食但稍有困难

    2 可自行进食

15. 自我营养评价

    0 营养不良

    1 不能确定

2　无营养不良

16. 与同龄人相比认为自己的营养状况

　　0　没别人好

　　0.5　不知道

　　1　一样

　　2　更好

17. 上臂围（cm）

　　0　<21

　　0.5　21～22

　　1　≥22

18. 小腿围（cm）

　　0　<31

　　1　≥31

评分标准：①前6项总分≥12即评为营养良好，<12分者继续进行测试；②MNA总分≥24.0为营养良好，17.0～23.5为潜在营养不良，MNA<17.0为营养不良。

由于MNA评分条目过多、评分条目包含非定量标准，故易出现误判，且不利于老年人群使用和记忆，2001年Rubenstein等将MNA量表进一步简化而成MNA-SF（问卷3），内容主要包括近期体重丢失情况、体重指数、急性疾病或应激、活动情况、精神状态、自主进食情况，简化后的量表与MNA有很好的相关性，灵敏度和特异度高，指标容易测量，一般作为MNA的初筛试验，常用于人群营养不良的流行病学检查。需要注意的是MNA-SF评价指标不够全面，敏感度低，漏诊率高。

问卷3　微营养评估精法（MNA-SF）

A. 过去3个月内有没有因为食欲不振、消化问题、咀嚼或吞咽困难而减少食量

　　0　食量严重减少

　　1　食量中度减少

　　2　食量没有改变

B. 过去 3 个月内体重下降的情况

    0　体重下降大于 3kg

    1　不知道

    2　体重下降 1 ~ 3kg

    3　体重没有下降

C. 活动能力

    0　需长期卧床或坐轮椅

    1　可以下床或离开轮椅、但不能外出

    2　可以外出

D. 过去 3 个月内有没有受到心理创伤或患上急性疾病

    0　有

    2　没有

E. 精神心理

    0　严重痴呆或抑郁

    1　轻度痴呆

    2　没有精神心理问题

F_1. 身体质量指数（BMI）（如不能取得 BMI，改以问题 F_2 代替 F_1。如已完成问题 F_1，则不需回答问题 F_2）

    0　BMI < 19

    1　BMI 19 ~ 21

    2　BMI 21 ~ 23

    3　BMI ≥ 23

F_2. 小腿围（cm）

    0　< 31

    3　≥ 31

    MNA – SF 最高 14 分，评分标准：①正常营养状况　12 ~ 14 分；②有营养不良的风险　8 ~ 11 分；③营养不良　0 ~ 7 分。

（二）体力活动评估

    对于超重/肥胖个体，常需要定期对其健康状况和运动能力进行评估。临床上对个体进行体力活动评估时，运动试验和运动能力评估是重要组成部分，也是对个体进行运动意外危险度分层重要手段。根据病史、症状和其他临床检查可以做出危险度初步分层：①低度危险　可提倡运动锻炼；②中度危险、高度危险　需结合运动试验、运动能力、运动反映、监测评估，制订运动处方。需要指出的是，运动本身可以是健康的促进因素，但运动也可以是某些疾病的诱发因素，对于冠心病患者，可因运动锻炼增加心脏负荷而发生急性心血管事件。

体力活动问卷又称回顾性体力活动问卷，通常是针对过去一段时间内各种体力活动所花费时间的一个回顾，通过计算此时段体力活动所耗费的能量来评价体力活动水平的高低。实际工作中应结合国际体力活动量表(IPAQ，问卷4)和全球体力活动量表(GPAQ，问卷5)，制订适合我国国民的运动处方、体力活动干预和行为习惯改善方法。

问卷4　国际体力活动量表(IPAQ)长问卷

请回顾一下过去7d您的体力情况，包括日常工作、日常生活、日常交通、运动锻炼以及休闲运动的情况；请考虑一下过去7d内您所从事的体力活动的情况(重体力活动是指那些让您的呼吸心跳明显加快的活动，中度体力活动是指那些让您呼吸心跳略微加快的活动)。

第一部分　日常工作

1. 您目前是否外出工作？

　　□是

　　□否(→跳至第二部分日常交通)

2. 在过去7d内，您在工作中有几天参加了重体力活动(如搬运重物、挖掘、爬楼梯等)且持续时间超过10min？(注意不包括工作以外的活动)

　　_____ d/周

　　□无工作相关重体力活动(→跳至问题4)

3. 在工作中每天花多长时间进行重体力活动？

　　_____ h/d

　　_____ min/d

4. 在过去7d内，您在工作中有几天参加了中度体力活动(如提拎小型物品等)，且持续时间超过10min(注意不包括工作以外的活动)？

_____ d/周

☐无工作相关中体力活动(→跳至问题6)

5. 在工作中每天花多长时间进行中体力活动?

_____ h/d

_____ min/d

6. 在过去7d内,您有几天工作中步行时间持续超过10min(注意不包括上下班路上的步行时间)?

_____ d/周

☐无工作相关的步行(→跳至第二部分日常交通)

7. 在工作中每天花多长时间步行?

_____ h/d

_____ min/d

第二部分 日常交通

8. 在过去7d内,您有几天乘车外出?

_____ d/周

☐未乘车外出(→跳至问题10)

9. 每天乘车花多长时间?

_____ h/d

_____ min/d

10. 在过去7d内,您有几天骑自行车外出,且持续时间超过10min?

_____ d/周

☐未骑自行车外出(→跳至问题12)

11. 每天骑自行车花多长时间?

_____ h/d

_____ min/d

12. 在过去7d内,您有几天步行外出,且持续时间超过10min?

_____ d/周

☐未步行外出(→跳至第三部分日常生活)

13. 每天步行花多长时间?

_____ h/d

_____ min/d

第三部分　日常生活

本部分涉及您工作之余所进行的家务劳动及日常生活，如清洁卫生、整理房间、做饭洗衣、照顾婴幼儿等。

14. 在过去7d内，您有几天参与了重体力家务劳动（如搬运重物、砍柴、扫雪、拖地板等），且持续时间超过10min？

_____ d/周

☐无工作之余的重体力劳动（→跳至问题16）

15. 每天花多长时间进行重体力家务劳动？

_____ h/d

_____ min/d

16. 在过去7d内，您有几天参与了中度体力家务劳动（如提拎小型物品、扫地、擦窗户、整理房间、做饭、洗衣服等），且持续时间超过10min？

_____ d/周

☐无工作之余的中度体力劳动（→跳至第四部分运动锻炼与休闲娱乐）

17. 每天花多长时间进行中度体力家务劳动？

_____ h/d

_____ min/d

第四部分　运动锻炼与休闲娱乐

18. 在过去7d内，您有几天外出散步，且持续时间超过10min？（不包括您已描述过的步行时间）

_____ d/周

☐未外出散步（→跳至问题20）

19. 每天花在散步中的时间是多少？

_____ h/d

_____ min/d

20. 在过去7d内，您有几天参加了重体力活动的体育锻炼（如有氧健身、跑步、快速骑车、游泳，及足球篮球类活动等），且持续时间超过10min？（不包括您已描述过的步行时间）

_____ d/周

☐无重体力活动体育锻炼（→跳至问题22）

21. 每天花多长时间是进行重体力活动体育锻炼？

_____ h/d

_____ min/d

22. 在过去 7d 内，您有几天参加了中度体力活动的体育锻炼（如快速行走、跳交谊舞、打保龄球、乒乓球、羽毛球等），且持续时间超过 10min？

_____ d/周

□ 无中度体力活动体育锻炼（→跳至第五部分静坐时间）

23. 每天花多长时间是进行中度体力活动体育锻炼？

_____ h/d

_____ min/d

第五部分 静坐时间

本部分问题是关于过去 7d 您花在坐姿状态中的时间，包括工作中及生活中，如伏案工作、坐姿闲聊、读书看报或看电视上网打电脑游戏等。

24. 在过去 7d 内，您工作日每天花在坐姿状态中的时间是多少？

_____ h/d

_____ min/d

25. 在过去 7d 内，您周末或休息日每天花在坐姿状态中的时间是多少？

_____ h/d

_____ min/d

第六部分 睡眠时间

26. 在过去 7d 内，您工作日每天花在睡眠（包括午睡中）的时间是多少？

_____ h/d

_____ min/d

27. 在过去 7d 内，您工作日每天花在睡眠中的时间是多少？

_____ h/d

_____ min/d

评分标准：①低等（第 1 类） 这是最低的体力活动水平，这部分不符合标准的中等（第 2 类）或高等（第 3 类），视为无效；②中等（第 2 类） 连续 3d 以上剧烈活动每天至少 20min、连续 5d 以上每天至少 30min 中等强度的活动或行走、连续 5d 或以上的（中等或剧烈强度）任意组合走路中，符合 3 项中任何一项（活动强度至少 600MET −

min/week）；③高等（第 3 类） 每周剧烈活动至少 3d（活动强度至少 1500MET－min/week）、7d 或（中等强度或剧烈）行走的任意组合（活动强度至少 3000MET－minutes/week），符合 2 项中的任何一项。

为衡量身体活动，世卫组织编写了全球身体活动调查问卷（GPAQ）（问卷 5）。这一调查问卷有助于各国作为非传染性疾病的一项主要风险因素监测缺乏身体活动问题。

问卷 5 全球身体活动调查问卷（GPAQ）

第一部分 工作有关体力活动（这些工作是您必须要做的，无论计酬与否，包括家务劳动和工作）

1. 您工作时间大部分是坐着或站着，并且期间每次步行时间不超过 10min 吗？

    1 是（→请跳至问题 6）

    2 否

2. 您工作中包括每次至少 10min 的重体力活动（比如搬重物、挖掘或建筑工作）吗？

    1 是（→请跳至问题 4）

    2 否

3a. 若是，通常 1 周内您有几天在工作中进行重体力活动？

    _____ d/周

3b. 在上述重体力活动的 1d 内，您进行重体力活动平均需要花费多长时间？

    平均_____小时_____分钟（按小时和分钟计时），或_____分钟（以分钟计时）

4. 您工作中包括每次至少 10min 的中等强度体力活动（比如快步走或携带轻物品）吗？

    1 是（→请跳至问题 6）

    2 否

5a. 若是，通常 1 周内您有几天在工作中进行中等强度体力活动？

    _____ d/周

5b. 在上述体力活动的 1d 内，您进行中等强度体力活动平均需要花费多长时间？

　　平均_____小时_____分钟(按小时和分钟计时)，或_____分钟(以分钟计时)

6. 通常您1d内需要工作多长时间?

　　_____小时(按小时计时)

第二部分　交通行程方面的体力活动(比如上下班、购物、买菜时)

7. 您在平时的交通行程中是否有每次至少10min的步行或骑自行车吗?

　　1　是(→请跳至问题9)

　　2　否

8a. 若是，通常1周内您有几天步行或骑自行车至少10min?

　　_____d/周

8b. 在上述的1d内，您步行或骑自行车平均需要花费多长时间?

　　平均_____小时_____分钟(按小时和分钟计时)，或_____分钟(以分钟计时)

第三部分　闲暇时的体力活动(仅涉及闲暇时的娱乐体育活动，不包括以上提及的工作和交通行程方面的体力活动)

9. 您在娱乐、体育或休闲时间中，大部分是静坐、躺着或站着，并且没有任何体力活动每次持续超过10min吗?

　　1　是(→请跳至问题14)

　　2　否

10. 在闲暇时间内，您做一些每次持续超过10min的剧烈运动(比如跑步、踢球)吗?

　　1　是(→请跳至问题12)

　　2　否

11a. 若是，通常1周内您有几天在闲暇时间内进行重体力活动?

　　_____d/周

11b. 在上述的1d内，您进行重体力活动平均需要花费多长时间?

　　平均_____小时_____分钟(按小时和分钟计时)，或_____分钟(以分钟计时)

12. 在闲暇时间内，您进行每次至少10min的中等强度体力活动(比如快步走或携带轻物品)吗?

　　1　是(→请跳至问题14)

　　2　否

13a. 若是，通常 1 周内您有几天在工作中进行中等强度体力活动？
_____ d/周

13b. 在上述体力活动的 1d 内，您进行中等强度体力活动平均需要花费多长时间？

平均_____小时_____分钟（按小时和分钟计时），或_____分钟（以分钟计时）

14. 在过去的 7d 中，您每天处于静坐或躺倚状态有多长时间？

平均_____小时_____分钟（按小时和分钟计时），或_____分钟（以分钟计时）

（三）心理状态评估

世界卫生组织（WHO）将健康定义为：健康不仅仅是没有疾病和虚弱，而且是生理、心理和社会 3 个方面的完好状态。自测健康评定量表（SRHMS）为自评量表，由自测生理健康、心理健康和社会健康 3 个评定子量表组成，用于 14 岁以上各类人群（尤其是普通人群）的健康测量；它从定量化的角度，较为直观、全面、准确地反映了个体的健康状况，且易于管理和操作。因此 SRHMS 可以广泛应用于很多领域，是健康测量的一个有效手段。自测健康是指被调查者对自己健康状况的主观评价，自测健康评定是目前国际上比较流行的健康测量方法之一。SRHMS 由被调查者本人从生理、心理和社会适应能力 3 个方面对自己的健康状况进行定量化测量，以便能够及时、全面、准确地了解自身的健康信息，为自己的健康保护提供帮助（问卷 6）。

问卷 6   自测健康评定量表（SRHMS）问卷

填表要求：本量表由 48 个问题组成，问的都是您过去 4 周内的有关情况。每个问题下面有一个划分为 10 个刻度的标尺，请逐条在您认为适当的位置以"×"号在标尺上做出标记。（请注意每个标尺上只能划上一个"×"号）

例如：您的睡眠怎么样？

非常差 0—1—2—3—4—5— × —6—7—8—9—10 非常好

0：表示睡眠非常差；10 表示睡眠非常好；在 0~10 间，越靠近 0 表示睡眠越差，越靠近 10 表明睡眠越好。图例标出的本答案 5.3（"×"

的位置），表示睡眠一般。

1. 您的视力怎么样？

非常差 0—1—2—3—4—5—6—7—8—9—10 非常好

2. 您的听力怎么样？

非常差 0—1—2—3—4—5—6—7—8—9—10 非常好

3. 您的食欲怎么样？

非常差 0—1—2—3—4—5—6—7—8—9—10 非常好

4. 您的胃肠部经常不适（如腹胀、拉肚子、便秘等）吗？

一直有 0—1—2—3—4—5—6—7—8—9—10 从来没有

5. 您容易感到累吗？

非常容易 0—1—2—3—4—5—6—7—8—9—10 非常不容易

6. 您的睡眠怎么样？

非常差 0—1—2—3—4—5—6—7—8—9—10 非常好

7. 您的身体有不同程度的疼痛吗？

非常疼痛 0—1—2—3—4—5—6—7—8—9—10 根本不疼痛

8. 您自己穿衣服有困难吗？

根本不能 0—1—2—3—4—5—6—7—8—9—10 无任何困难

9. 您自己梳理有困难吗？

根本不能 0—1—2—3—4—5—6—7—8—9—10 无任何困难

10. 您承担日常的家务劳动有困难吗？

根本不能 0—1—2—3—4—5—6—7—8—9—10 无任何困难

11. 您能独自上街购买一般物品吗？

根本不能 0—1—2—3—4—5—6—7—8—9—10 无任何困难

12. 您自己吃饭有困难吗？

根本不能 0—1—2—3—4—5—6—7—8—9—10 无任何困难

13. 您弯腰、屈膝有困难吗？

根本不能 0—1—2—3—4—5—6—7—8—9—10 无任何困难

14. 您上下楼梯（至少一层楼梯）有困难吗？

根本不能 0—1—2—3—4—5—6—7—8—9—10 无任何困难

15. 您步行半里路有困难吗？

根本不能 0—1—2—3—4—5—6—7—8—9—10 无任何困难

16. 您步行三里路有困难吗？

　　　　根本不能 0—1—2—3—4—5—6—7—8—9—10 无任何困难

17. 您参加能量消耗较大的活动（如剧烈的体育锻炼、田间体力劳动、搬重物移动等）有困难吗？

　　　　根本不能 0—1—2—3—4—5—6—7—8—9—10 无任何困难

18. 与您的同龄人相比，从总体上说，您认为自己的身体健康状况如何？

　　　　非常差 0—1—2—3—4—5—6—7—8—9—10 非常好

19. 您对未来乐观吗？

　　　　非常不乐观 0—1—2—3—4—5—6—7—8—9—10 非常乐观

20. 您对目前的生活状况满意吗？

　　　　非常不满意 0—1—2—3—4—5—6—7—8—9—10 非常满意

21. 您对自己有信心吗？

　　　　根本没信心 0—1—2—3—4—5—6—7—8—9—10 非常有信心

22. 您对自己的日常生活环境感到安全吗？

　　　　根本不安全 0—1—2—3—4—5—6—7—8—9—10 非常安全

23. 您有幸福的感觉吗？

　　　　从来没有 0—1—2—3—4—5—6—7—8—9—10 一直有

24. 您感到精神紧张吗？

　　　　非常紧张 0—1—2—3—4—5—6—7—8—9—10 根本不紧张

25. 您感到心情不好、情绪低落吗？

　　　　一直有 0—1—2—3—4—5—6—7—8—9—10 从来没有

26. 您会毫无理由地感到害怕吗？

　　　　一直有 0—1—2—3—4—5—6—7—8—9—10 从来没有

27. 您对做过的事情经反复确认才放心吗？

　　　　一直有 0—1—2—3—4—5—6—7—8—9—10 从来没有

28. 与别人在一起时，您也感到孤独吗？

　　　　一直有 0—1—2—3—4—5—6—7—8—9—10 从来没有

29. 您感到坐立不安、心神不定吗？

　　　　一直有 0—1—2—3—4—5—6—7—8—9—10 从来没有

30. 您感到空虚无聊或活着没有什么意义吗？

　　　　一直有 0—1—2—3—4—5—6—7—8—9—10 从来没有

31. 您的记忆力怎么样？

非常差 0—1—2—3—4—5—6—7—8—9—10 非常好

32. 您容易集中精力去做一件事吗?

非常不容易 0—1—2—3—4—5—6—7—8—9—10 非常容易

33. 您思考问题或处理问题的能力怎么样?

非常差 0—1—2—3—4—5—6—7—8—9—10 非常好

34. 从总体上来,您认为自己的心理健康状况如何?

非常差 0—1—2—3—4—5—6—7—8—9—10 非常好

35. 对于在生活、学习和工作中发生在自己身上的不愉快事情,您能够妥善地处理好吗?

完全不能 0—1—2—3—4—5—6—7—8—9—10 完全可以

36. 您能够较快地适应新的生活、学习和工作环境吗?

完全不能 0—1—2—3—4—5—6—7—8—9—10 完全可以

37. 您如何评价自己在工作、学习和生活中担当的角色?

非常不称职 0—1—2—3—4—5—6—7—8—9—10 非常称职

38. 您的家庭生活和睦吗?

非常不和睦 0—1—2—3—4—5—6—7—8—9—10 非常和睦

39. 与您关系密切的同事、同学、邻居、亲戚或伙伴多吗?

根本没有 0—1—2—3—4—5—6—7—8—9—10 非常多(10个以上)

40. 您有可以与您分享快乐和忧伤的朋友吗?

根本没有 0—1—2—3—4—5—6—7—8—9—10 非常多(10个以上)

41. 您与您的朋友或亲戚在一起谈论问题吗?

从来不谈 0—1—2—3—4—5—6—7—8—9—10 经常交谈

42. 您与亲朋好友经常保持联系(如互相探望、电话问候、通信等)吗?

从不联系 0—1—2—3—4—5—6—7—8—9—10 一直联系

43. 您经常参加一些社会、集体活动(如党团、工会、学生会、宗教、朋友聚会、体育比赛、文娱等)吗?

从不参加 0—1—2—3—4—5—6—7—8—9—10 一直参加

44. 在您需要帮助的时候,您在很大程度能够依靠家庭吗?

根本不能 0—1—2—3—4—5—6—7—8—9—10 完全可以

45. 在您需要帮助的时候,您在很大程度能够依靠朋友吗?

根本不能 0—1—2—3—4—5—6—7—8—9—10 完全可以

46. 在您遇到困难时，会主动去寻求他人的帮助吗？

从不主动 0—1—2—3—4—5—6—7—8—9—10 非常主动

47. 与您的同龄人相比，从总体上来说，您认为您的社会功能（如人际关系、社会交往等）如何？

非常差 0—1—2—3—4—5—6—7—8—9—10 非常好

48. 与您的同龄人相比，从总体上来说，您认为您的健康状况如何？

非常差 0—1—2—3—4—5—6—7—8—9—10 非常好

SRHMS 由 10 个维度，48 个条目组成，涉及到个体健康的生理、心理和社会 3 个方面，其中 1～18 条目组成自测生理健康评定子量表，19～34 条目组成自测心理健康评定子量表，35～47 条目组成自测社会健康评定子量表（表 13）。

表 13　SRHMS 维度及其条目分布

维　度	条目数	条目在 SRHMS 中的分布
1. 身体症状与器官功能	7	1, 2, 3, 4, 5, 6, 7
2. 日常生活功能	5	8, 9, 10, 11, 12
3. 身体活动功能	5	13, 14, 15, 16, 17
4. 正向情绪	5	19, 20, 21, 22, 23
5. 心理症状与负向情绪	7	24, 25, 26, 27, 28, 29, 30
6. 认知功能	3	31, 32, 33
7. 角色活动与社会适应	4	35, 36, 37, 38
8. 社会资源与社会接触	5	39, 40, 41, 42, 43
9. 社会支持	3	44, 45, 46
10. 健康总体自测	4	18, 34, 47, 48

SRHMS 的评分方法概括有 3 点：①有 11 个反向评分条目；②有 37 个正向评分条目；③健康总体自测维度即维度 10 中的 4 个条目不参与子量表分和总量表分的计算，将以分类变量的形式进行独立分析（如效标关联效度研究等）。维度分、子量表分、量表总分是基于 48 个条目的重新评分计算（表 14）。

表 14 SRHMS 的条目分维度分、子量表分和量表总分的计算方法

维 度	条目数	重新评分	维度分的计算	子量表分	量表总分
身体症状与器官功能	7	正向评分条目 1，2，3，6；反向评分条目 4，5，7	$1+2+3+4+5+6+7$	$1+2+3+4+5+6+7+8+9+10+11+12+13+14+15+16+17$	$1+2+3+4+5+6+7+8+9+10+11+12+13+14+15+16+17+19+20+21+22+23+24+25+26+27+28+29+30+31+32+33+34+35+36+37+38+39+40+41+42+43+44+45+46$
日常生活功能	5	正向评分条目 8，9，10，11，12	$8+9+10+11+12$		
身体活动功能	5	正向评分条目 13，14，15，16，17	$13+14+15+16+17$		
正向情绪	5	正向评分条目 19，20，21，22，23	$19+20+21+22+23$	$19+20+21+22+23+24+25+26+27+28+29+30+31+32+33$	
心理症状与负向情绪	7	反向评分条目 24，25，26，27，28，29，30	$24+25+26+27+28+29+30$		
认知功能	3	正向评分条目 31，32，33	$31+32+33$		
角色活动与社会适应	4	正向评分条目 35，36，37，38	$35+36+37+38$	$35+36+37+38+39+40+41+42+43+44+45+46$	
社会资源与社会接触	5	正向评分条目 39，40，41，42，43	$39+40+41+42+43$		
社会支持	3	正向评分条目 44，45，46	$44+45+46$		

（四）健康素养评估

中国居民健康素养评估体系以健康素养概念内涵为指导，以《健康素养 66 条》为评价内容，基于知信行（KABP）理论构建而成，健康素养评价指标体系划分为 3 个一级维度、6 个二级维度和 20 个三级维度（表15）。与国外不同，我国的健康素养以公共卫生为导向，重视日常生活中人们对重要健康信息的认知和采纳健康行为的意向与能力（问卷 7，8）。

表 15 中国居民健康素养评价指标体系

一级指标	二级指标	三级指标
基本知识和理念	基本理念	对健康的理解，健康相关态度，生理卫生常识
	基本知识	传染病相关知识，慢性病相关知识，保健与康复，安全与急救，法规政策，环境与职业
健康生活方式与行为	生活方式与习惯	营养与膳食，运动，成瘾行为，心理调节，个人卫生习惯
	卫生服务利用	利用基本公共卫生服务的能力，就医行为（寻医、遵医）
基本技能	认知技能	获取信息能力，理解沟通能力
	操作技能	自我保健技能，应急技能

问卷 7 中国居民健康素养 66 条问卷

您的性别：男 女

您的年龄段：< 18 岁 18 ~ 25 岁 25 ~ 30 岁 30 ~ 40 岁 40 ~ 50 岁 50 ~ 60 岁 > 60 岁

1. 您对"健康不仅仅是没有疾病或虚弱，而是身体、心理和对社会适应的完好状态"的了解程度是什么？

低 0—1—2—3—4—5—6—7—8—9—10 高

2. 您对"每个人都有维护自身和他人健康的责任，保持健康的生活方式能够维护和促进自身健康"的了解程度是什么？

低 0—1—2—3—4—5—6—7—8—9—10 高

3. 您对"环境与健康息息相关，保护环境，促进健康"的了解程度是什么？

　　低 0—1—2—3—4—5—6—7—8—9—10 高

4. 您对"无偿献血，助人利己"的了解程度是什么？

　　低 0—1—2—3—4—5—6—7—8—9—10 高

5. 您对"每个人都应当关爱、帮助、不歧视病残人员"的了解程度是什么？

　　低 0—1—2—3—4—5—6—7—8—9—10 高

6. 您对"定期进行健康体检"的了解程度是什么？

　　低 0—1—2—3—4—5—6—7—8—9—10 高

7. 您对"成年人的正常血压为收缩压 ≥90mmHg 且 <140mmHg，舒张压 ≥60mmHg 且 <90mmHg，腋下体温 36~37℃，平静呼吸 16~20 次/min，心率 60~100 次/min"的了解程度是什么？

　　低 0—1—2—3—4—5—6—7—8—9—10 高

8. 您对"接种疫苗是预防一些传染病最有效、最经济的措施，儿童出生后应当按照免疫程序接种疫苗"的了解程度是什么？

　　低 0—1—2—3—4—5—6—7—8—9—10 高

9. 您对"在流感流行季节前接种流感疫苗可减少患流感的机会或减轻患流感后的症状"的了解程度是什么？

　　低 0—1—2—3—4—5—6—7—8—9—10 高

10. 您对"艾滋病、乙肝和丙肝通过血液、性接触和母婴三种途径传播，日常生活和工作接触都不会传播"的了解程度是什么？

　　低 0—1—2—3—4—5—6—7—8—9—10 高

11. 您对"肺结核主要通过病人咳嗽、打喷嚏、大声说话等产生的飞沫传播，出现咳嗽、咳痰 2 周以上，或痰中带血，应当及时检查是否得了肺结核"的了解程度是什么？

　　低 0—1—2—3—4—5—6—7—8—9—10 高

12. 您对"坚持规范治疗，大部分肺结核病人能够治愈，并能有效预防耐药结核的产生"的了解程度是什么？

　　低 0—1—2—3—4—5—6—7—8—9—10 高

13. 您对"在血吸虫病流行区，应当尽量避免接触疫水；接触疫水后，应当及时进行检查或接受预防性治疗"的了解程度是什么？

低 0—1—2—3—4—5—6—7—8—9—10 高

14. 您对"家养犬、猫应当接种兽用狂犬病疫苗，人被犬、猫抓伤或咬伤后，应当立即冲洗伤口，并尽快注射抗狂犬病免疫球蛋白（或血清）和人用狂犬病疫苗"的了解程度是什么？

低 0—1—2—3—4—5—6—7—8—9—10 高

15. 您对"蚊子、苍蝇、老鼠、蟑螂等会传播疾病"的了解程度是什么？

低 0—1—2—3—4—5—6—7—8—9—10 高

16. 您对"发现病死禽畜要报告，不加工、不食用病死禽畜，不食用野生动物"的了解程度是什么？

低 0—1—2—3—4—5—6—7—8—9—10 高

17. 您对"关注血压变化，控制高血压危险因素，高血压患者要学会自我健康管理"的了解程度是什么？

低 0—1—2—3—4—5—6—7—8—9—10 高

18. 您对"关注血糖变化，控制糖尿病危险因素，糖尿病患者应当加强自我健康管理"的了解程度是什么？

低 0—1—2—3—4—5—6—7—8—9—10 高

19. 您对"积极参加癌症筛查，及早发现癌症和癌前病变"的了解程度是什么？

低 0—1—2—3—4—5—6—7—8—9—10 高

20. 您对"每个人都可能出现抑郁和焦虑情绪，正确认识抑郁症和焦虑症"的了解程度是什么？

低 0—1—2—3—4—5—6—7—8—9—10 高

21. 您对"关爱老年人，预防老年人跌倒，识别老年期痴呆"的了解程度是什么？

低 0—1—2—3—4—5—6—7—8—9—10 高

22. 您对"选择安全、高效的避孕措施，减少人工流产，关爱妇女生殖健康"的了解程度是什么？

低 0—1—2—3—4—5—6—7—8—9—10 高

23. 您对"保健食品不是药品，正确选用保健食品"的了解程度是什么？

　　低 0—1—2—3—4—5—6—7—8—9—10 高

24. 您对"劳动者要了解工作岗位和工作环境中存在的危害因素，遵守操作规程，注意个人防护，避免职业伤害"的了解程度是什么？

　　低 0—1—2—3—4—5—6—7—8—9—10 高

25. 您对"从事有毒有害工种的劳动者享有职业保护的权利"的了解程度是什么？

　　低 0—1—2—3—4—5—6—7—8—9—10 高

26. 您符合"健康生活方式主要包括合理膳食、适量运动、戒烟限酒、心理平衡 4 个方面"生活方式和行为的程度是什么？

　　低 0—1—2—3—4—5—6—7—8—9—10 高

27. 您符合"保持正常体重，避免超重与肥胖"生活方式和行为的程度是什么？

　　低 0—1—2—3—4—5—6—7—8—9—10 高

28. 您符合"膳食应当以谷类为主，多吃蔬菜、水果和薯类，注意荤素、粗细搭配"生活方式和行为的程度是什么？

　　低 0—1—2—3—4—5—6—7—8—9—10 高

29. 您符合"提倡每天食用奶类、豆类及其制品"生活方式和行为的程度是什么？

　　低 0—1—2—3—4—5—6—7—8—9—10 高

30. 您符合"膳食要清淡，要少油、少盐、少糖，食用合格碘盐"生活方式和行为的程度是什么？

　　低 0—1—2—3—4—5—6—7—8—9—10 高

31. 您符合"讲究饮水卫生，每天适量饮水"生活方式和行为的程度是什么？

　　低 0—1—2—3—4—5—6—7—8—9—10 高

32. 您符合"生、熟食品要分开存放和加工，生吃蔬菜水果要洗净，不吃变质、超过保质期的食品"生活方式和行为的程度是什么？

　　低 0—1—2—3—4—5—6—7—8—9—10 高

33. 您符合"成年人每日应当进行6~10千步当量的身体活动,动则有益,贵在坚持"生活方式和行为的程度是什么?

低 0—1—2—3—4—5—6—7—8—9—10 高

34. 您符合"吸烟和二手烟暴露会导致癌症、心血管疾病、呼吸系统疾病等多种疾病"生活方式和行为的程度是什么?

低 0—1—2—3—4—5—6—7—8—9—10 高

35. 您符合"焦油卷烟、中草药卷烟并不能降低吸烟带来的危害"生活方式和行为的程度是什么?

低 0—1—2—3—4—5—6—7—8—9—10 高

36. 您符合"任何年龄戒烟均可获益,戒烟越早越好,戒烟门诊可提供专业戒烟服务"生活方式和行为的程度是什么?

低 0—1—2—3—4—5—6—7—8—9—10 高

37. 您符合"少饮酒,不酗酒"生活方式和行为的程度是什么?

低 0—1—2—3—4—5—6—7—8—9—10 高

38. 您符合"遵医嘱使用镇静催眠药和镇痛药等成瘾性药物,预防药物依赖"生活方式和行为的程度是什么?

低 0—1—2—3—4—5—6—7—8—9—10 高

39. 您符合"拒绝毒品"生活方式和行为的程度是什么?

低 0—1—2—3—4—5—6—7—8—9—10 高

40. 您符合"劳逸结合,每天保证7~8h睡眠"生活方式和行为的程度是什么?

低 0—1—2—3—4—5—6—7—8—9—10 高

41. 您符合"重视和维护心理健康,遇到心理问题时应当主动寻求帮助"生活方式和行为的程度是什么?

低 0—1—2—3—4—5—6—7—8—9—10 高

42. 您符合"勤洗手、常洗澡、早晚刷牙、饭后漱口,不共用毛巾和洗漱用品"生活方式和行为的程度是什么?

低 0—1—2—3—4—5—6—7—8—9—10 高

43. 您符合"根据天气变化和空气质量,适时开窗通风,保持室内空气流通"生活方式和行为的程度是什么?

低 0—1—2—3—4—5—6—7—8—9—10 高

44. 您符合"不在公共场所吸烟、吐痰，咳嗽、打喷嚏时遮掩口鼻"生活方式和行为的程度是什么？

低 0—1—2—3—4—5—6—7—8—9—10 高

45. 您符合"农村使用卫生厕所，管理好人畜粪便"生活方式和行为的程度是什么？

低 0—1—2—3—4—5—6—7—8—9—10 高

46. 您符合"科学就医，及时就诊，遵医嘱治疗，理性对待诊疗结果"生活方式和行为的程度是什么？

低 0—1—2—3—4—5—6—7—8—9—10 高

47. 您符合"合理用药，能口服不肌肉注射，能肌肉注射不输液，在医生指导下使用抗生素"生活方式和行为的程度是什么？

低 0—1—2—3—4—5—6—7—8—9—10 高

48. 您符合"戴头盔、系安全带，不超速、不酒驾、不疲劳驾驶，减少道路交通伤害"生活方式和行为的程度是什么？

低 0—1—2—3—4—5—6—7—8—9—10 高

49. 您符合"加强看护和教育，避免儿童接近危险水域，预防溺水"生活方式和行为的程度是什么？

低 0—1—2—3—4—5—6—7—8—9—10 高

50. 您符合"冬季取暖注意通风，谨防煤气中毒"生活方式和行为的程度是什么？

低 0—1—2—3—4—5—6—7—8—9—10 高

51. 您符合"主动接受婚前和孕前保健，孕期应当至少接受 5 次产前检查并住院分娩"生活方式和行为的程度是什么？

低 0—1—2—3—4—5—6—7—8—9—10 高

52. 您符合"孩子出生后应当尽早开始母乳喂养，满 6 个月时合理添加辅食"生活方式和行为的程度是什么？

低 0—1—2—3—4—5—6—7—8—9—10 高

53. 您符合"通过亲子交流、玩耍促进儿童早期发展，发现心理行为发育问题要尽早干预"生活方式和行为的程度是什么？

低 0—1—2—3—4—5—6—7—8—9—10 高

54. 您符合"青少年处于身心发展的关键时期，要培养健康的行为生活方式，预防近视、超重与肥胖，避免网络成瘾和过早性行为"生活方式和行为的程度是什么？

低 0—1—2—3—4—5—6—7—8—9—10 高

55. 您对"关注健康信息，能够获取、理解、甄别、应用健康信息"技能的掌握程度是什么？

低 0—1—2—3—4—5—6—7—8—9—10 高

56. 您对"能看懂食品、药品、保健品的标签和说明书"的了解程度是什么？

低 0—1—2—3—4—5—6—7—8—9—10 高

57. 您对"会识别常见的危险标识，如高压、易燃、易爆、剧毒、放射性、生物安全等，远离危险物"技能的掌握程度是什么？

低 0—1—2—3—4—5—6—7—8—9—10 高

58. 您对"会测量脉搏和腋下体温"技能的掌握程度是什么？

低 0—1—2—3—4—5—6—7—8—9—10 高

59. 您对"会正确使用安全套，减少感染艾滋病、性病的危险，防止意外怀孕"技能的掌握程度是什么？

低 0—1—2—3—4—5—6—7—8—9—10 高

60. 您对"妥善存放和正确使用农药等有毒物品，谨防儿童接触"技能的掌握程度是什么？

低 0—1—2—3—4—5—6—7—8—9—10 高

61. 您对"寻求紧急医疗救助时拨打 120，寻求健康咨询服务时拨打 12320"技能的掌握程度是什么？

低 0—1—2—3—4—5—6—7—8—9—10 高

62. 您对"发生创伤出血量较多时，应当立即止血、包扎；对怀疑骨折的伤员不要轻易搬动"技能的掌握程度是什么？

低 0—1—2—3—4—5—6—7—8—9—10 高

63. 您对"遇到呼吸、心跳骤停的伤病员，会进行心肺复苏"技能的掌握程度是什么？

低 0—1—2—3—4—5—6—7—8—9—10 高

64. 您对"抢救触电者时，要首先切断电源，不要直接接触触电者"技能的掌握程度是什么？

  低 0—1—2—3—4—5—6—7—8—9—10 高

65. 您对"发生火灾时，用湿毛巾捂住口鼻逃生；拨打火警电话 119"技能的掌握程度是什么？

  低 0—1—2—3—4—5—6—7—8—9—10 高

66. 您对"发生地震时，选择正确避震方式，震后立即开展自救互救"技能的掌握程度是什么？

  低 0—1—2—3—4—5—6—7—8—9—10 高

问卷 8　全国居民健康素养知识问卷

一、判断题(请在您认为正确的题目后的括号内划√，认为错误的划×)

1. 预防流感最好的办法是服用抗生素(消炎药)。(×)

2. 得了高血压病，只要按医生的要求用药就能控制血压，不用戒烟、限酒。(×)

3. 保健食品不是药品，也不能代替药品治病。(√)

4. 输液疗效好、作用快，所以有病后要首先选择输液。(×)

5. 国家为自愿接受艾滋病咨询检测的人员免费提供咨询和初筛检测。(√)

6. 用人单位不得安排孕妇从事对本人和胎儿有危害的作业。(√)

7. 水果和蔬菜的营养成分相近，可以用吃水果代替吃蔬菜。(×)

8. 正常人的体温在一天内可以上下波动，但是波动范围一般不会超过 1℃。(√)

9. 网络成瘾既影响青少年的身体健康，也影响其心理健康。(√)

10. 儿童青少年也可能发生抑郁症。(√)

11. 食品标签上必须注明生产日期和保质期。(√)

12. 长期睡眠不足不仅会加快衰老，还会诱发多种健康问题。(√)

13. 居民可以到社区卫生服务中心(站)和乡镇卫生院(村卫生室)免费获得健康知识。(√)

14."久病成良医"，慢性病患者可以根据自己的感受调整治疗方案。（×）

15. 健康体检发现的健康问题和疾病，如没有症状，可以暂时不采取措施。（×）

二、单选题：（每题后面给出的 4 个选项中，只有 1 个正确答案，请在题型后填写正确选项。）

1. 关于健康的概念，描述完整的是：（C）

    A. 健康就是体格强壮，没有疾病

    B. 健康就是心理素质好，体格强壮

    C. 健康不仅是没有疾病，而是身体、心理和社会适应的完好状态

    D. 不知道

2. 提高居民健康水平，需要：（C）

    A. 自己努力

    B. 国家政策支持

    C. 国家和社会全体成员共同努力

    D. 不知道

3. 通常情况下，献血者要到_____进行无偿献血。（B）

    A. 医院

    B. 血液中心（血站）

    C. 疾病预防控制中心

    D. 不知道

4. 乙肝可以通过以下哪些方式传染给他人？（B）

    A. 与病人或感染者一起工作、吃饭、游泳

    B. 可以通过性行为、输血、母婴传播

    C. 同病人或感染者说话、握手、拥抱

    D. 不知道

5. 关于自测血压的说法，错误的是：（C）

    A. 自测血压对高血压诊断有参考价值

    B. 高血压患者定期自测血压，可为医生制订治疗方案和评价治疗效果提供依据

    C. 高血压患者只要自测血压稳定，就可以不用定期到门诊进行随

访治疗了

D. 不知道

6. 关于吸烟危害的说法，哪个是错误的？（C）

A. 烟草依赖是一种慢性成瘾性疾病

B. 吸烟可以导致多种慢性病

C. 低焦油卷烟危害比普通卷烟小

D. 不知道

7. 下列哪项不是癌症早期危险信号？（C）

A. 身体出现异常肿块

B. 不明原因便血

C. 体重增加

D. 不知道

8. 关于慢性病的描述，以下说法正确的是：（C）

A. 慢性病都是吃出来的

B. 年纪大了才得慢性病

C. 慢性病很难治愈

D. 不知道

9. 发生煤气中毒后，救护者首先应该怎样处理煤气中毒的人？（B）

A. 给病人喝水

B. 将病人移到通风处

C. 拨打120，送医院治疗

D. 不知道

10. 对肺结核病人的治疗，以下说法正确的是：（B）

A. 没有优惠政策

B. 国家免费提供抗结核药物

C. 住院免费

D. 不知道

11. 国家免费为农村怀孕或准备怀孕的妇女补服叶酸，目的是：（B）

A. 减少自然流产

B. 预防神经管缺陷(脊柱裂、无脑儿)

C. 降低孕产妇死亡率

D. 不知道

12. 从事有毒有害作业时，工作人员应该：（C）

    A. 穿工作服

    B. 戴安全帽

    C. 使用个人职业病防护用品

    D. 不知道

13. 碘缺乏最主要的危害是：（B）

    A. 患上"非典"

    B. 影响智力和生长发育

    C. 引起高血压

    D. 不知道

14. 为了有效去除蔬菜上残留的农药，蔬菜洗净后，至少还需要用清水浸泡多长时间？（B）

    A. 5min

    B. 10min

    C. 30min

    D. 不知道

15. 剧烈活动时，会因大量出汗而丢失体内水分。在这种情况下，最好补充：（C）

    A. 白开水

    B. 含糖饮料

    C. 淡盐水

    D. 不知道

16. 下面的描述中，健康的心理是：（C）

    A. 经常感觉自己无能

    B. 对未来不抱希望

    C. 遇到困难时，积极想办法解决

    D. 不知道

17. 关于国家基本公共卫生服务的理解，错误的是：（A）

    A. 主要在大医院开展

    B. 在基层医疗卫生机构开展

    C. 老百姓可免费享受

D. 不知道

18. 下列哪种情况下，应暂缓给儿童打疫苗：（B）

A. 哭闹时

B. 感冒发烧时

C. 饭后半小时内

D. 不知道

19. 出现发热症状，正确做法是：（A）

A. 及时找医生看病

B. 根据以往经验，自行服用退烧药

C. 观察观察再说

D. 不知道

20. 当患者依照医生的治疗方案服药后出现了不良反应，正确的做法是：（B）

A. 自行停药

B. 找医生处理

C. 继续服药

D. 不知道

21. 孕妇需要到什么地方建立"孕产妇保健卡"？（B）

A. 街道办事处

B. 社区卫生服务中心或乡镇卫生院

C. 妇幼保健院

D. 不知道

22. 要想了解某个医疗机构是否合法，可以通过以下哪种方法判断？（B）

A. 根据医院规模判断

B. 咨询当地卫生局，或到卫生局网站上查询

C. 根据医疗设施条件判断

D. 不知道

23. 以下哪类人群应该关注健康知识？（C）

A. 病人

B. 超重、肥胖的人

C. 所有人

D. 不知道

24. 某地发生烈性传染病，以下做法正确的是：（C）

A. 该地离我很远，不必理会

B. 虽然我是当地人，但这个病与我无关

C. 不管是否是当地人，都需关注疫情变化

D. 不知道

25. 某市发生一起食物中毒事件，以下哪个途径获得的信息最为可信？（C）

A. 网民在网站上发布的言论

B. 同事们的议论

C. 该市卫生部门发布的信息

D. 不知道

26. 警示图 表示：（C）

A. 该场所易发生火灾

B. 该场所某区域存在易爆物，不允许靠近

C. 该物品具有毒性或该场所存在有毒物品

D. 不知道

27. 关于正确就医，以下说法错误的是：（C）

A. 尽可能详细地向医生讲述病情

B. 如果有以往的病历、检查结果等，就医时最好携带

C. 为了让医生重视，可以把病情说得严重些

D. 不知道

28. 某药品标签上印有"OTC"标识，则该药品为：（A）

A. 处方药，必须由医生开处方才能购买

B. 非处方药，不用医生开处方，就可以购买

C. 保健品

D. 不知道

29. 关于开窗通风，以下说法错误的是：（A）

   A. 冬天要少开窗或不开窗，避免感冒

   B. 开窗通风可以稀释室内空气中的细菌和病毒

   C. 开窗通风可以使阳光进入室内，杀灭多种细菌和病毒

   D. 不知道

30. 用玻璃体温计测体温时，应该如何读取数值？（C）

   A. 手持体温计水银端水平读取

   B. 手持体温计玻璃端竖直读取

   C. 手持体温计玻璃端水平读取

   D. 不知道

31. 成年人的正常脉搏次数是：（B）

   A. 30~50 次/min

   B. 60~100 次/min

   C. 100~120 次/min

   D. 不知道

32. 妇女从怀孕到分娩，至少要进行几次孕期检查？（B）

   A. 3 次

   B. 5 次

   C. 7 次

   D. 不知道

33. 性生活中正确使用安全套，可以预防哪种疾病？（C）

   A. 结核病

   B. 甲肝

   C. 艾滋病

   D. 不知道

34. 刘大妈在小区散步时，被狗咬伤。皮肤有破损，但不严重。以下做法正确的是：（B）

   A. 自行包扎处理

   B. 清洗伤口，尽快打狂犬病疫苗

   C. 伤口不大，不予理睬

   D. 不知道

35. 皮肤轻度烫伤出现水泡，以下做法正确的是：（C）

    A. 挑破水泡，这样恢复得快

    B. 水泡小不用挑破，水泡大就要挑破

    C. 不要挑破水泡，以免感染

    D. 不知道

36. 发生火灾时，正确逃生方法是：（B）

    A. 用双手抱住头或用衣服包住头，冲出火场

    B. 向头上和身上淋水，或用浇湿的毛毯包裹身体，冲出火场

    C. 边用衣服扑打火焰，边向火场外撤离

    D. 不知道

37. 对出血的伤口进行包扎时，伤口上应覆盖：（A）

    A. 药用棉花

    B. 有绒毛的布

    C. 干净的纱布

    D. 不知道

38. 关于超过保质期的食品，以下说法正确的是：（C）

    A. 只要看起来没坏，就可以吃

    B. 只要煮熟煮透后，就可以吃

    C. 不能吃

    D. 不知道

39. 下列药物中，长期服用会成瘾的是：（B）

    A. 抗生素

    B. 镇痛药

    C. 降压药

    D. 不知道

40. 抢救触电者时，以下做法错误的是：（C）

    A. 关闭电源开关

    B. 拔下电源插头

    C. 用手去拉触电者

    D. 不知道

三、多选题（每题有2个或2个以上正确选项，请在相应选项序号上打√。如果不知道，请选择 E。）

1. 关于促进心理健康的方法，以下说法正确的是：（AC）

  A. 生活态度要乐观

  B. 把目标定在自己能力所及的范围内

  C. 建立良好的人际关系，积极参加社会活动

  D. 通过吸烟、喝酒排解忧愁

  E. 不知道

2. 下列关于肝脏描述，正确的是：（ABC）

  A. 能分泌胆汁

  B. 有解毒功能

  C. 是人体重要的消化器官

  D. 肝脏有左右两个

  E. 不知道

3. 哪些情况下，结核病人可能会将结核病传染给他人？（AB）

  A. 打喷嚏

  B. 咳嗽

  C. 大声说话

  D. 共同使用马桶

  E. 不知道

4. 孩子出现发热、皮疹等症状，家长应该：（AB）

  A. 及时去医院就诊

  B. 应暂停去幼儿园

  C. 及时通知孩子所在幼儿园的老师

  D. 可以让孩子照常去幼儿园

  E. 不知道

5. 下面的说法，错误的有：（AC）

  A. 老年人治疗骨质疏松，为时已晚

  B. 骨质疏松是人衰老的正常生理现象

  C. 中老年人饮奶可以减少骨质丢失

  D. 喝骨头汤防治骨质疏松

E. 不知道

6. 日常生活中，应采取哪些健康生活方式预防慢性病的发生？（ABCD）

    A. 戒烟限酒

    B. 合理营养

    C. 适量运动

    D. 心理平衡

    E. 不知道

7. 选购保健食品时，应注意：（ACD）

    A. 包装上是否有保健食品批准文号

    B. 查看保健功能和适宜的人群

    C. 查看生产日期

    D. 查看保质期

    E. 不知道

8. 发现病死禽畜，应做到：（BC）

    A. 不宰杀，不加工

    B. 不出售，不运输

    C. 不食用

    D. 煮熟煮透可以吃

    E. 不知道

9. 遇到呼吸、心跳骤停的伤病员，应采取哪些措施？（ABC）

    A. 人工呼吸

    B. 胸外心脏按压

    C. 拨打急救电话

    D. 给予高血压药物

    E. 不知道

10. 吃豆腐、豆浆等大豆制品的好处有：（AC）

    A. 对老年人的健康有好处

    B. 对心血管病患者有好处

    C. 增加优质蛋白质的摄入量

    D. 防止过多消费肉类带来的不利影响

    E. 不知道

11. 运动对健康的好处包括：（ABCD）

   A. 保持合适的体重

   B. 预防慢性病

   C. 减轻心理压力

   D. 改善睡眠

   E. 不知道

12. 关于吸毒的危害，以下说法正确的是：（BCD）

   A. 偶尔吸食，没有关系

   B. 危害社会

   C. 非常容易成瘾

   D. 危害健康

   E. 不知道

13. 咳嗽、打喷嚏时，正确的处理方法是：（ABC）

   A. 用手直接捂住口鼻

   B. 用纸巾捂住口鼻

   C. 用胳膊肘弯处捂住口鼻

   D. 不用捂住口鼻

   E. 不知道

14. 以下关于住院时间的看法，正确的是：（BC）

   A. 住院时间越长，治疗效果越好

   B. 治疗效果与住院时间长短没有必然的联系

   C. 住院时间长短依病情而定

   D. 住院时间过短是医生不负责任的表现

   E. 不知道

15. 关于 2 型糖尿病患者健康管理服务，以下说法正确的是：（BC）

   A. 只有 60 岁以上的老人才可享受

   B. 社区内被确诊的 2 型糖尿病患者均可享受

   C. 1 年内可获得 4 次免费空腹血糖监测

   D. 免费空腹血糖监测不受次数限制，依病情而定

   E. 不知道

16. 母乳喂养对婴儿的好处：（BD）

　　A. 母乳喂养可以使婴儿少生病

　　B. 母乳是婴儿最好的天然食品

　　C. 婴儿配方奶粉比母乳营养更丰富

　　D. 母乳喂养有利于婴儿的心理发育

　　E. 不知道

17. 保管农药时，应注意：（ABD）

　　A. 农药应保管在固定、安全的地方

　　B. 农药不能与食品放在一起

　　C. 如果手上不小心沾染了农药，只要皮肤没有破损，就不用冲洗

　　D. 农药要放在小孩接触不到的地方

　　E. 不知道

18. 在户外，出现雷电天气时，以下做法正确的是：（BC）

　　A. 躲在大树下

　　B. 远离高压线

　　C. 避免打手机

　　D. 站在高处

　　E. 不知道

　　四、情景题（请您先阅读材料，然后回答相关问题。单选题只有1个正确答案，多选题有2个或2个以上正确答案。如果不知道，请选择E）

　　（一）以下是阿莫西林胶囊说明书，请阅读后回答问题。

　　【药品名称】阿莫西林胶囊

　　【适应证】阿莫西林适用于敏感菌所致的下列感染：①溶血性链球菌、肺炎链球菌、葡萄球菌所致中耳炎、咽炎、扁桃体炎等上呼吸道感染；②溶血性链球菌、肺炎链球菌、葡萄球菌所致急性支气管炎、肺炎等下呼吸道感染；③本品尚可用于治疗伤寒、伤寒带菌者及钩端螺旋体病。

　　【用法用量】口服。成人一次一粒（0.5g），每6~8h给药1次（每日3~4次）。

　　【不良反应】常见的有：①恶心、呕吐、腹泻及假膜性肠炎等胃肠

道反应；②皮疹、药物热和哮喘等过敏反应；③由念珠菌或耐药菌引起的二重感染。偶见兴奋、焦虑、失眠、头晕以及行为异常等中枢神经系统症状。

【禁忌】青霉素过敏及青霉素皮肤试验阳性患者禁用。

1. 本药物适用于治疗下列哪些疾病？（多选题）（ACD）

    A. 溶血性链球菌引起的咽炎

    B. 流感病毒引起的上呼吸道感染

    C. 葡萄球菌引起的肺炎

    D. 伤寒

    E. 不知道

2. 假设一个成年人在早上 8 点服用该药，下一次服药时间应该是几点？（单选题）（B）

    A. 11：00 ~ 13：00

    B. 14：00 ~ 16：00

    C. 17：00 ~ 19：00

    E. 不知道

3. 服用该药物，不会引起以下哪种不良反应？（单选题）（B）

    A. 恶心

    B. 抑郁

    C. 失眠

    E. 不知道

（二）BMI 指体重指数，是目前国际上常用的衡量人体胖瘦程度以及是否健康的一个标准。具体计算方法是以体重（单位：kg）除以身高（单位：m）的二次幂，即 BMI = 体重/（身高 × 身高）。对于中国成年人，BMI < 18.5 为体重过低，18.5 ≤ BMI < 24 为体重正常，24 ≤ BMI < 28 则为超重，BMI ≥ 28 为肥胖。

4. 李先生，45 岁，身高 170cm，体重 160 斤，他的 BMI 该怎样计算？（单选题）（B）

    A. $80^2/170 = 37.6$

    B. $80/1.7^2 = 27.7$

    C. $160/1.7^2 = 55.4$

E. 不知道

5. 参照中国成年人体重指数的标准，李先生属于：（单选题）（C）

A. 肥胖

B. 体重正常

C. 超重

E. 不知道

6. 李先生要控制体重，可以采取以下哪些方式？（多选题）（BC）

A. 不吃主食

B. 每天运动至少半小时

C. 减少油脂摄入

D. 只吃蔬菜

E. 不知道

7. 李先生容易患以下哪种疾病？（单选题）（A）

A. 高血压

B. 骨质疏松

C. 胃溃疡

E. 不知道

二、出具评估结果

（一）整理评估报告的注意事项

根据评估对象的不同，评估报告分为个人报告和人群报告，评估结果是健康风险评估报告的主要内容。

个人健康信息汇总包括个人疾病史、家族史、体检指标的本次汇总及与上次评估所录入的健康信息的前后对比、目前存在的健康问题。

疾病风险信息包括超重/肥胖及其相关疾病的评估结果，应涵盖：①疾病风险评估结果　以风险等级（相对危险性）和发病率（绝对危险性）两种方式来表达个体在未来发生某种疾病的风险大小；②危险因素状况　以列表形式呈现各疾病相关的危险因素、受评估者前后两次评估中各个危险因素的变化情况以及参考值的对比；③可改善的危险因素提示　受评估者了解可通过控制哪些可改善的危险因素来有效控制或降低疾病发病风险，同时也为后续个性化干预和健康指导服务提供依据和切入点。

生活方式危险因素信息主要包括：①饮食情况 摄入盐、饮酒情况、饮食结构等；②体力活动 运动形式、运动频率和持续时间；③体重控制情况 BMI、腰围及采取控制体重的方法；④吸烟情况 吸烟量、烟的种类、吸烟习惯以及对戒烟的态度；⑤精神因素 精神压力及紧张性职业的状况。生活方式危险因素评价的目的是了解其行为、知识和态度状况，确定最主要的健康危险因素，综合上述，评估报告的内容形成健康评价报告，包括健康评价以及根据受评估者目前存在的可改变的健康危险因素及对应的理想范围、这些因素对健康的危害、控制这些危险因素对降低疾病风险的贡献幅度等提出重点的提示。

（二）整理调查问卷的注意事项

调查问卷经过制作、发布、数据录入后，最重要的就是进行结果分析。为确保问卷分析工作完成后能出具准确的结果，要注意以下几个方面。

首先，要明确调查问卷的初衷和目的，只有严格围绕目的进行分析才能得到准确的结果，问卷中设立的问题和项目是与目的具有一定的相关性。

其次，依据调查结果，对每一项问题的回答情况进行统计。这些数据会直接反映出被调查人员的行为和心理状况以及对问题的认知程度。

最后，整理分析数据，这也是调查问卷最为重要的环节，因为分析数据会给出最后的结果，还可以采用专业的分析软件进行调查问卷的结果分析，如 SPSS 软件，这也是目前适用最广泛的一种调查问卷分析工具。

根据统计分析原理评估结果可分为：①定性分析 是具有探索性的一种调研方法，虽然定性分析的目的是对问题定位和启动能有更深入的认识和理解，但其准确性会比较模糊不定，因为选取的样本数量比较少，所以定性分析需要有一定的专业水平才能去做；②定量分析 包括简单定量分析和复杂定量分析，简单定量分析就是对调查问卷作一些比较简单的分析，例如平均数、百分比、频数这些来进行比较基础的分析，复杂定量分析会涉及多元分析和正交设计分析，简单的定量分析就已经足够我们做回收的问卷调查结果。

项目二 体重分期评估

【学习目标】

能够参照《成人体重判定》(WS/T 428 - 2013)对成人进行体重判定；能够对医学实验室检测及仪器检查结果进行评估；能够根据体重判定结果及疾病史进行超重或肥胖分期；能够识别超重和肥胖相关疾病的风险程度，合理转诊专科医师。

【掌握内容】

本模块考核比重为15%，重点掌握超重或肥胖分期的标准、转诊治疗的基本原则。

【任 务】

一、超重或肥胖的评估

严格意义上说，肥胖是一种临床症候群。肥胖患者体内脂肪细胞的体积和(或)细胞数增加，体脂占体重的百分比升高，是由多种因素引起的慢性代谢性疾病。肥胖既是一种独立性疾病，又是高血压、糖尿病、冠心病、脑卒中、某些癌症和其他一些慢性疾病的重要危险因素，是必须进行医学减肥的病理状态，要作为一个疾病单独处理。

(一)评估原则

肥胖症公认的定义是体内贮积的脂肪量超过理想体重20%以上，而不是指实际体重超过理想体重20%。

(二)评估内容

评价肥胖程度的方法有很多。对人体外表的观察通常可以大致估计肥胖及消瘦的程度，适用于初筛，但无法定量。在临床上和流行病学调查中，估计肥胖程度的最实用的人体测量学指标是体重指数和腰围。

1. 体重指数

体重指数是反映蛋白质能量营养不良以及肥胖症的可靠指标。临床上体重指数的改变常提示疾病的预后，男性BMI < 10、女性BMI < 12者

很少能够存活，BMI < 20 可能高度提示临床转归不佳和死亡。

BMI 是目前判断超重和肥胖的常用方法，计算公式为：体重指数（BMI）= 体重（单位为 kg）÷ 身高（单位为 m）的二次幂。研究表明，大多数个体的体重指数与身体脂肪的百分含量有明显的相关性，体重指数能较好地反映机体的肥胖程度。体重指数考虑了身高和体重 2 个因素，较单用体重更能准确反映体脂的蓄积情况。体重指数测量方法简单，适合个体长期观察随访及大规模流行病学调查应用。但对于一些特殊人群（如运动员、老年人、水肿患者等），体重指数在评价肥胖程度时有一些局限性，BMI 可能过高或低估其肥胖程度。由于女性体内脂肪含量相对较大，相等体重指数值的女性的体脂百分含量一般大于男性。

2. 腰围

腰围是指腰部周径的长度，反映脂肪总量和脂肪分布情况的综合指标。近些年流行病学数据表明，是腰围与腹部脂肪累积程度的相关性更好，对某些疾病危险度的估计亦比腰臀比更灵敏。目前公认腰围是衡量脂肪在腹部蓄积程度的最简单、实用的指标，不仅可用于对肥胖者的最初评价，在治疗过程中也是判断减重效果的良好指标。结合腰围和体重指数 2 个指标，可以更好地评价肥胖及其程度。

3. 医学实验室检测及仪器检查结果

实验室检测可有与 2 型糖尿病、糖耐量异常、脂质代谢障碍、高血压、高尿酸血症、痛风、冠状动脉疾病（心绞痛）、脑梗死（脑血栓、短暂性脑缺血发作）、睡眠呼吸暂停综合征、Pickwick 综合征、脂肪肝、变形性关节炎、腰椎病、月经异常等相关的变化。

内脏脂肪可用 B 超、双能 X 线骨密度仪、CT 扫描或磁共振测定。CT 检查在自然呼吸时脐水平断面上内脏脂肪面积在 $100cm^2$ 者诊断为内脏脂肪型肥胖。中心型肥胖较为精确的诊断方法为采用 CT 或 MRI，选取第 4 腰椎与第 5 腰椎间层面图像，测量内脏脂肪面积含量，中国人群面积 $\geqslant 80cm^2$ 定义为中心型肥胖。

4. 相关疾病史、家族史

肥胖是具有潜在危险的疾病，与许多慢性病的发生有关。国内外近年研究资料证明，肥胖症患者中高血压病、糖尿病、冠心病、肝胆病、胰腺炎、关节炎及痛风等疾病的发病率比正常体型的人高得多。研究表明遗传因素对肥胖形成的作用约占 20% ~ 40%。也有研究发现,哺乳动物体内的许多基因在发生改变或产生缺陷时,能够导致肥胖或增加肥胖的可能性。肥胖相关基因中最重要的是肥胖基因(ob)和肥胖受体基因($ob-r$),两者的产物分别是瘦素(leptin)和瘦素受体。除了上述 2 个基因,还有一些基因的变异可以导致肥胖的发生,包括鸦片 - 黑素 - 促皮质素原(POMC)基因、激素原转化酶 - 1 基因、黑皮素 4 受体基因等。

二、分期标准和转诊治疗

(一)判定超重或肥胖分期标准

1. 体重指数

国际上通常采用 WHO 制订的体重指数界限值,即体重指数在 25.0 ~ 29.9 为超重,大于等于 30 为肥胖(表 16)。

表 16 WHO 制订的体重指数分级

分类	BMI
体重过低	<18
正常体重	18 ~ 25
肥胖 0 期	25 ~ 30
肥胖 1 期	30 ~ 35
肥胖 2 期	35 ~ 40
肥胖 3 期	≥40

WHO 对肥胖和超重的划分主要是根据西方正常人群的相关数据制订的。由于种族和文化的差异,上述标准并不适合于所有人群。我国人群体重指数低于西方人群,故一般认为中国成人体重指数临界点和腰围临界点相较 WHO 制订的体重指数低(表 17)。

表 17 中国成年人体重指数(BMI)分级标准

BMI	评估
<18.5	体重过低
18.5 ~ 24.0	体重正常
24.0 ~ 28.0	超重
≥28.0	肥胖

测量腰围可以诊断中心型肥胖和周围型肥胖。腰围测量方法为被测量者取立位，测量腋中线肋弓下缘和髂嵴连线中点的水平位置处体围的周径。中心型肥胖诊断标准如表18。

表18 中国成年人腰围分级标准

性别	腰围（cm）	评估
男性	≥85，＜90	中心型肥胖前期
	≥90	中心型肥胖
女性	≥80，＜85	中心型肥胖前期
	≥85	中心型肥胖

生物电阻抗法测量人体脂肪的含量（体脂率）可用于肥胖的判断。一般来说正常成年男性体内脂肪含量占体重的10%～20%，女性为15%～25%。体脂肪率超过标准可考虑为肥胖（表19）。但生物电阻抗法测量的精度不高，测定值仅作为参考。

表19 中国成年人体脂肪率分级标准

性别	年龄（岁）	BFR			
		偏瘦	正常	偏胖	过胖
女性	18～40	≤20	21～35	35～40	≥40
	40～60	≤21	22～36	36～41	≥41
	≥60	≤22	23～37	37～42	≥42
男性	18～40	≤10	11～22	22～27	≥27
	40～60	≤11	12～23	23～28	≥28
	≥60	≤13	14～25	25～30	≥30

另外还可参考内脏脂肪指数来判断超重与肥胖（表20）。

表20 中国成年人内脏脂肪指数（VFI）分级标准

VFI	评估
＜5	正常
5～10	偏高
≥10	高

《中国成人超重和肥胖症预防控制指南》中提出对中国成人判断超重和肥胖程度的界限值，及结合腰围来判断相关疾病的危险度，其建议如(表21)。

表21　中国成人超重和肥胖的体重指数和腰围界限值与相关疾病危险的关系

分类	BMI	腰围(cm)		
		男 < 85，女 < 80	男 85 ~ 95，女 80 ~ 90	男 ≥ 95，女 ≥ 90
体重过低	< 18.5	—	—	—
体重正常	18.5 ~ 23.9	—	增加	高
超　重	24.0 ~ 27.9	增加	高	极高
肥　胖	≥ 28	高	极高	极高

2. 相关疾病史

应探索引起肥胖的原因，如是否使用过能引起肥胖的药物，有无头部外伤、脑炎、脑脓肿、脑中风史，是否处于急慢性疾病的恢复期、大手术或分娩后发生肥胖，生活方式、饮食习惯的改变(诸如终止体育锻炼、职业变换、迁居、营养条件的改善等)，还有在精神刺激或患狂躁忧郁病后起病者。内分泌肥胖多以原发病的主诉来诊。糖尿病患者常有口渴、多尿及多饮；下丘脑性肥胖可有头痛、尿崩、溢乳、贪食以及颅神经损害症状；遗传性肥胖常有性器官发育不全、智力低下、畸形。主诉食欲减退而体重增加者应疑为甲状腺减退症。注意病史中体重增加的时期和快慢。自幼肥胖者常为单纯性或遗传性肥胖，成人起病或病史较短者可能为继发性肥胖。注意肥胖的伴随症状，如高血压、糖尿病、月经失调等，既是引起继发性肥胖基础疾病的表现，也是单纯性肥胖的并发症。

(二)超重或肥胖转诊治疗的基本原则

以下情况应及时转诊至上级医院：①疑似继发性肥胖症患者；②BMI ≥ 32.5，采用生活方式干预3个月，体重减轻小于5%或呈进行性增加的患者；③肥胖合并严重的代谢性疾病或并发症。

(三)相关疾病的风险程度分级

研究表明肥胖病人心脏病发病率为正常人的2.5倍、高血压发病率为正常人的3倍、糖尿病发病率为正常人的2倍多、癌症发病率为正常人的 1 倍多。世界卫生组织将肥胖列为导致疾病负担的十大危险因素之一。根据世界卫生组织的报告，与肥胖相关疾病的相对危险度如表 22。

表 22　肥胖者发生肥胖相关疾病或症状的相对危险度*

相对危险度分级	相关疾病或症状
危险性稍增高 （相对危险度 1~2）	女性绝经后乳腺癌，子宫内膜癌，男性前列腺癌，结肠直肠癌，生殖激素异常，多囊卵巢综合征，生育功能受损，背下部疼痛，麻醉并发症
危险性中等增高 （相对危险度 2~3）	冠心病，高血压，骨关节病，脂肪肝，高尿酸血症和痛风
危险性显著增高 （相对危险度 >3）	2 型糖尿病，胆囊疾病，血脂异常，胰岛素抵抗，气喘，睡眠中阻塞性呼吸暂停

注：*相对危险度是指肥胖者发生上述肥胖相关疾病的患病率是正常体重者该病患病率的倍数。

（四）转诊的方法

基层卫生服务单位的体重管理师不仅是超重/肥胖高危人群的监测者，也是患者在基层卫生服务机构与综合/专科医院之间双向转诊的参与者和执行者。只有在基层首诊与综合/专科医院之间建立起科学的协作，发挥各自的特长，建立有效的机制，才能促进形成安全、有效、便捷、经济、有序的体重管理医疗卫生服务。

基层卫生服务单位及体重管理师的职责包括：①对超重/肥胖者的健康信息，包括就诊记录及检查结果进行有效的记录；②对有上转指征的患者，为其进行初步分诊，并联系综合/专科医院的相应专科医生，进行病情沟通，提供患者的健康信息资料供参考，为患者进行指引，给予综合/专科医院的号源，建立上转绿色通道，并及时跟踪健康状况；③对于综合/专科医院符合下转条件的患者，与综合/专科医院的医生做好交换，将下转的患者就诊记录及检查结果等信息做好登记，以综合/专科医院医生的治疗方案为参考，家庭医生根据患者情况进行适当调整。

根据患者病情，基层卫生服务单位与体重管理师应上转的情况包括：①超出医疗机构核准登记的诊疗科目范围的；②所在医疗机构不具备相关医疗技术临床应用资质或手术资质的；③各种临床急危重症或慢性病病情控制不满意，经团队内/专家指导组会诊调整治疗方案后，效果仍欠佳，经评估符合转诊指征者；④对诊断有疑问，需要综合/专科医院的设备及技术支持协助，以及依据有关法律法规需转入专业防治机构治疗的；⑤卫生行政部门规定的其他情况。

基层卫生服务单位上转综合/专科医院的转诊函内容应包括：①病人的信息及社会情况；②症状；③病人对症状的想法、担心和期待；④医生对症状产生原因的看法；⑤病人和医生对此次转诊期待达成的效果。

综合/专科医院的职责包括：①综合/专科医院为基层卫生服务单位提供转诊渠道，由体重管理师把关，为符合上转条件的患者提供综合/专科医院相关信息，协助联系转诊，减轻患者看病难的苦恼；②综合/专科医院对上转病人的疾病情况进行有效反馈，让基层卫生服务单位及时更新患者健康档案信息；③综合/专科医院对于下转病人的疾病信息与体重管理师进行有效反馈及交流，并提供下转病人的检查结果、诊断，对用药情况以及下转后的后续治疗方案保持交流与指导。

根据患者病情，综合/专科医院可下转到基层卫生服务单位的情况包括：①病情好转，患者转入稳定阶段；②诊断明确者，经处理后病情稳定，需要基层卫生服务单位长期管理；③各类手术后病情稳定，符合家庭病床或社区康复治疗的条件的；④各种疾病晚期仅需保守、支持、姑息治疗的患者；⑤市、县卫生行政部门规定的其他情况。

综合/专科医院下转回基层医卫生服务单位的转诊函内容应包括：①检查及诊断结果，与病患沟通结果；②与病患讨论后决定的治疗方案和药物，已接受的治疗和治疗效果，后续治疗计划；③后续推荐基层医疗机构需要提供的医疗服务、健康管理和复诊方案。

转诊以医院的等级进行划分，除在同等级综合医院间进行转诊外，还可以将转诊分为纵向转诊和横向转诊，纵向转诊包括正向转诊和逆向转诊，正向转诊指由下级（社区）医院向上级医院逐级转诊，逆向转诊是指由上级医院向下级（社区）医院转诊。

分级诊疗制度总的原则是以人为本、群众自愿、统筹城乡、创新机制。依据现行的分级诊疗制度，按照疾病的轻重缓急及治疗的难易程度进行分级，不同级别的医疗机构承担不同疾病的治疗，逐步实现从全科到专业化的医疗过程。肥胖患者需要转诊时填写转诊单（表23），然后依照转诊流程转诊（图20）。

表23 双向转诊单

存　根

患者姓名_____性别_____年龄_____档案编号

家庭住址_____联系电话_____

于_____年_____月_____日因病情需要，转入_____单位

_____科室_____接诊医生。

转诊医生(签字)：

年　　月　　日

双向转诊(转出)单

_____(机构名称)：

现在患者_____性别_____年龄_____因病情需要，需转入贵单位，请予以接诊。

初步印象：

主要现病史(转出原因)：

主要既往史：

治疗经过：

转诊医生(签字)：

联系电话：

_____(机构名称)

年　　月　　日

填表说明：①本表供居民双向转诊(转出)时使用，由转诊医生填写；②初步印象指转诊医生根据患者病情做出的初步判断；③主要现病史指患者转诊时存在的主要临床问题；④主要既往史指患者既往存在的主要疾病史；⑤治疗经过指经治医生对患者实施的主要诊治措施。

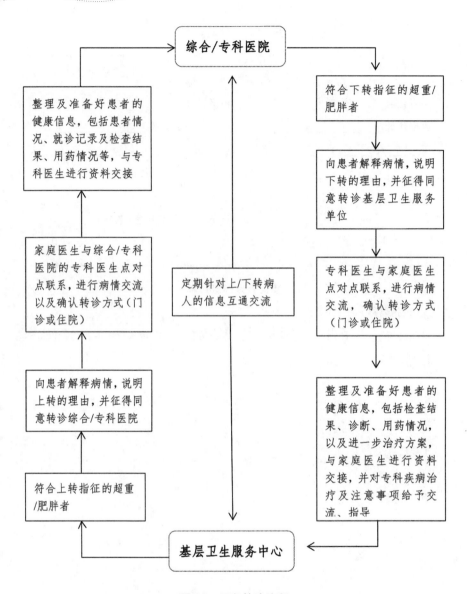

图20　双向转诊流程

模块三　体重管理方案

【本模块考核比重为35%】

肥胖目前在全世界呈流行趋势。肥胖既是一个独立的疾病，又是2型糖尿病、心血管病、高血压、中风和多种癌症的危险因素，被世界卫生组织列为导致疾病负担的十大危险因素之一。我国目前体重超重者已达总人口的22.4%，肥胖者为3.01%，预防和控制肥胖症已成为刻不容缓的任务。预防是肥胖控制最根本的环节，超重肥胖在预防阶段主要以生活方式管理为主。其核心是掌握能量摄入及消耗的平衡。制订平衡的膳食、适宜的运动处方以及运动处方实施中的管理和监测，涉及多方面知识及技术。在群体和个体的肥胖预防中应掌握以下原则：①必须坚持预防为主，从怀孕开始，婴儿、老人都应把预防超重作为终生坚持的目标；②了解健康食物和搭配、做到平衡膳食，每天的膳食应包括谷薯类、蔬菜水果类、禽畜肉蛋奶类、大豆坚果类等食物；③积极运动可防止体重反弹，还可改善心肺功能，产生更多、更全面的健康效益；④对婴儿和儿童应积极避免母亲出现营养不良，同时控制孕前和孕期母亲的肥胖，以预防和减少胎儿以及新生儿的体重过高；⑤产后鼓励母乳喂养，发挥对产妇和婴儿的体重的积极控制作用；⑥学龄儿童为了保证身体、智力正常生长发育需要开展超重肥胖的预防控制，时刻关注体重指数；⑦"减肥不减重"是老年时期体重控制的重要方针，维持老年人适当的体重，减缓肌肉衰减，维持骨骼健康是保障老年时期生活质量的重要因素。

【实操测评】

体重干预和控制流程

评估　经筛查为超重、肥胖者，应首先对肥胖的类型和病因、身体状态、能量平衡，以及运动能力进行测评，为单纯性肥胖的个体制订适宜的三级管理手段提供依据。

↓

措施　根据评估结果，为肥胖个体制订营养、运动、药物或手术等不同方法独立或联合的管理措施。

↓

监测　定期监测干预管理状态下的体重、身体成分、机体功能，以及和肥胖相关的生化指标，如血糖、血脂，以及营养相关指标等的变化，以使调查方案，达到预期效果。

↓

随访　结合个体具体情况，制订每 3 ~ 6 个月的随访计划，定期对个体进行前述指标的评估，并根据最新的状态重新调整综合管理方案。

项目一 制订管理方案

【学习目标】

能够根据个体或群体情况制订合理的体重管理目标；能够根据个体或群体情况制订合理的（健康评估、健康教育、营养干预、运动指导、心理疏导）体重管理方案。

【掌握内容】

本模块考核比重为15%，重点掌握体重管理目标与营养干预方案、运动指导方案、心理疏导方案、个体化体重管理方案的制订方法。

【任 务】

一、体重管理目标

我国的公众体重控制工作已经取得了一些成绩，尤其是我国一直坚持"预防为主"的卫生与健康工作方针，特别是当前大力推动的"健康中国"建设，这些都为肥胖的预防控制提供了良好的支持。同时，另一个重要现状是我国在预防和控制肥胖方面尚有很多科研和实际工作迫切需要进一步推进。这包括完整的肥胖干预项目的设计、实施、指导和评价。

（一）超重或肥胖的个体分类

按发病机制及病因，肥胖症可分为：①单纯性肥胖症 又称原发性肥胖，无明显内分泌、代谢病病因可寻，其根据发病年龄和脂肪组织病理又可分为体质性肥胖症（幼年起病性肥胖症）和获得性肥胖症（成年起病性肥胖症）；②继发性肥胖症 是指继发于神经－内分泌－代谢紊乱基础上的肥胖症。根据脂肪积聚部位，肥胖可分为：①中心型肥胖（腹型肥胖） 以脂肪主要蓄积于腹部为特征，内脏脂肪增加，腰部增粗，体型呈现梨形肥胖，此型肥胖患者更易患糖尿病等代谢性疾病；②周围型肥胖（皮下脂肪型肥胖） 以脂肪积聚于股部、臀部等处为特征，体型呈现"苹果形"肥胖。

对于成年个体而言，肥胖预防项目的相关目标包括：①保持健康的体重和身体成分；②孕期的合理体重、增重，以及产后的合理减重。对于儿童及青少年，肥胖预防项目的相关目标包括：①健康的性别－年龄－体重；②健康的性别－年龄发育预测；③达到生长发育要求与目标。

个体体重管理策略包括：①监督提醒；②个性化膳食指导；③个性化运动指导；④健康跟踪随访。

（二）超重或肥胖的群体分类

控制超重和肥胖应从高危人群开始干预。肥胖的高危人群包括：①有肥胖家族史；②喜欢吃高热量高脂肪食物或喜欢吃零食；③不喜欢运动，久坐时间较长；④生活不规律，经常有应酬；⑤处在孕期、哺乳期、绝经期及中老年期。对于高危人群要进行选择性干预。通过传播相关的知识和技能，使高危人群认识到不良生活习惯对超重和肥胖的促进作用，而通过饮食调整、加强体力活动等也可控制肥胖，从而促进其行为改变。

通过人群筛查，及时发现高危人群，进行体重监测和管理。

对全人群而言，肥胖预防项目的相关目标应该包括：①健康的身体形象；②健康的饮食习惯；③合理的运动量及运动方式。总体目标是预防超重与肥胖新发病例的产生，降低现有流行率，提高全人群的总体健康水平。群体体重管理策略包括：①健康讲座；②定期健康通讯；③定期开展经验交流会；④建立比赛竞争机制；⑤建立奖励机制。

（三）体重管理目标的制订原则

《中国成人超重和肥胖症预防控制指南（试行）》指出：期望短期恢复到所谓的"理想体重"往往不太现实，但是即使在一年之内比原有体重减少5%～10%也会对健康有极大好处。通过减重预防和治疗肥胖相关性并发症改善患者的健康状况，肥胖症患者体重减轻5%～15%或更多可以显著改善高血压、血脂异常、非酒精性脂肪肝、2型糖尿病患者的血糖控制，降低2型糖尿病和心血管并发症的发生率。美国运动医学会从专业的立场，提供6项体重控制的指导原则：①摄取的能量，成年人每日不得低于5023.2kJ，不能过度限制能量的摄取，以免无法获得足够的营养素；②提供的食物要让减肥者能接受，故要考虑社会文化背景、一般习惯、味道、价钱、食物来源等因素；③摄取的能量要低于所消耗的能量，即要达到能量的负平衡，每周减少体重最多不能超过

1000g，要逐渐地减轻体重；④配合行为改变法辨认和去掉那些导致肥胖的不良饮食习惯；⑤从事规律的有氧运动（如快走、游泳、慢跑、登山、骑车等），每日运动要消耗 1255.8kJ 以上的热量（跑或快步走每1500m 大约消耗 418.6kJ）；⑥提供的饮食和运动计划，使从事减肥者终生都能够持续不断地去实施，使他们的身材能维持在理想的体重当中。

（四）体重管理目标的制订方法

单一方式的减肥或减重效果比不上多种方法的联合应用，加之体重控制工作是一项长期性的任务和工作，因此良好的生活方式（像有规律地运动、合理地饮食），都要长期培养与重视。

1. 制订长远目标

制订目标能够帮助肥胖者面对挑战。目标要实事求是，不要好高骛远。目标可以是一个理想体重，这个体重一定是以"有利于健康"为原则，依据个人的具体条件制订（减轻原有体重的 5% ~ 10% 不但可行，而且有利于健康）；目标也可以是一个运动计划，如每星期走 20km。

2. 制订行动计划

目标只是行动计划的一部分，更重要的是在计划中明确列出可行性方案。必要时把长远目标分解为阶段性短期小目标，从小目标做起，逐渐实现长远目标。

3. 制订跟进计划

计划要落实到行动，每天记录计划完成情况，写下当天吃了什么及都做了哪些运动……这些记录可以督促计划的落实，还可以帮助肥胖者了解自身的生活规律（比如一天中的什么时间自己比较喜欢吃东西）。

二、体重管理方案

针对评估中发现的体重问题及行为生活方式的危险因素，针对不良行为生活方式的改变给出体重教育信息，并且进一步与患者一起确定受评估者的体重改善目标及具体措施。主要是生活方式管理，包括饮食、运动指导以及心理干预；对于慢性病患者，应该将就医和治疗纳入管理，同时管理生活方式，配合、辅助临床治疗，提高患者的依从性，加强治疗效果。

（一）健康评估方案

1. 制订原则

健康评估是做好肥胖预防、初步诊断、治疗、并发症的防治及长期随访管理工作的基础，健康评估的原则是能够识别出不适合在基层诊治的肥胖症患者并及时转诊，管理目标是减轻体重并减少并发症的发生。为了保证体重管理各环节操作的科学性和可行性，从而使体重管理达到理想的效果，必须建立肥胖的规范化、个体化干预流程。其中干预前的评估对于方案的制订非常重要，包括病理生理评估、营养状态评估、能量平衡评估和运动能力及安全性评估。干预方案应该结合评估结果进行个性化的制订。

2. 基本内容

所有成年人应每年用 BMI、腰围测量法筛查 1 次，并应对肥胖及超重患者进行糖尿病筛查。推荐采用空腹血糖或任意点血糖检测筛查糖尿病，如空腹血糖≥6.1mmol/L 或任意点血糖≥7.8mmol/L 时，建议行 OGTT（空腹血糖和糖负荷后 2h 血糖）。首次筛查结果正常者，建议每 3 年至少重复筛查 1 次；初始结果异常者，应考虑更频繁的检测。肥胖及超重患者应至少每半年检测 1 次血压和血脂。

当使用 BMI 作为肥胖的人体测量标志物，特别是在运动员和患有少肌症的人群中使用时，必须使用临床评估和判断。如果 BMI 和体格检查结果模棱两可或需要进一步评估时，医生应考虑使用其他衡量是否肥胖的方式（如生物电阻抗，空气/水置换体积描计术或双能 X 线吸收比色法）。

3. 制订方法

肥胖作为一种慢性病，其防治应遵循常见慢性病的管理模式，以疾病的三级预防和治疗为基本原则。对高危人群筛查后，依据肥胖症管理流程处理（图 21），制订个体化的减重目标（表 24）。肥胖治疗的形式和强度应该基于疾病防治的第一级、第二级和第三级阶段；慢性病的三级模式与病理生理学和肥胖自然病程相结合，为预防的每个阶段提供了一个合理的框架。一级预防是针对大众和容易发生肥胖的高危人群，通过健康教育，营造健康的生活和社会环境，促进健康饮食习惯和规律的体力活动等，预防超重和肥胖的发生。二级预防主要针对已经发生超重和肥胖的患者，进行肥胖诊断、分类和并发症/合并症评估；并予强化生活方式及行为干预治疗，必要时药物治疗，预防体重进一步增加和肥胖相关的并发症的发生，并定期进行随访。三级预防采用生活方式干预、行为修正联合减重治疗的方式，评估各种代谢指标是否达标，评估伴发疾病的控制状态，预防并发症/合并症的发生和进展，达到减少或改善肥胖相关并发症，预防疾病进一步发展的目的，必要时可使用减重手术的方法。

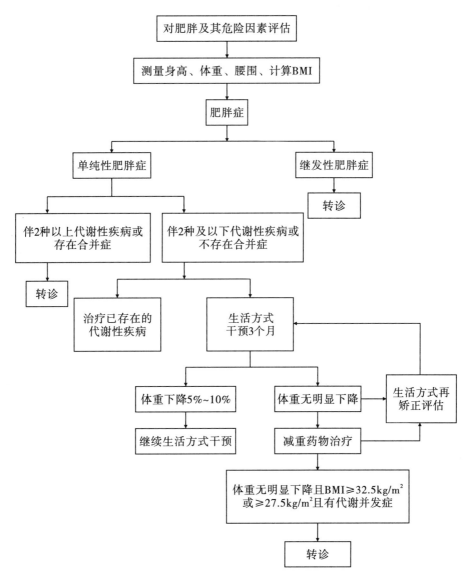

图21　肥胖症管理流程

表 24　肥胖症及伴有相关并发症的减重目标

诊断	干预/减重目标	治疗目标	
		临床目标	
代谢综合征	10%	预防 2 型糖尿病发生	
糖尿病前期	10%	预防 2 型糖尿病发生	
2 型糖尿病	5%～15% 或更多	降低糖化血红蛋白水平；减少降糖药物种类和（或）剂量；缓解糖尿病，特别当糖尿病病程较短时	
血脂异常	5%～15% 或更多	降低甘油三酯水平，升高高密度脂蛋白胆固醇水平，降低非高密度脂蛋白胆固醇水平，减少降脂药物种类和（或）剂量	
高血压	5%～15% 或更多	降低收缩压及舒张压水平	
单纯性脂肪肝	≥5%	减少肝细胞内的脂质	
非酒精性脂肪性肝炎	10%～40%	减少炎症及纤维化	
多囊卵巢综合征	5%～15% 或更多	排卵，月经规律，减少多毛症，增加胰岛素敏感性，降低血浆雄激素水平	
女性不孕	≥10%	排卵，怀孕及活产	
男性性腺轴功能减退症	5%～10% 或更多	增加血浆睾酮	
阻塞性睡眠呼吸暂停	7%～11% 或更多	改善症状，降低呼吸暂停低通气指数	
哮喘/气道反应性疾病	7%～8% 或更多	改善第 1 秒用力呼气容积，改善症状	
骨关节炎	≥10%	改善症状	
提高功能	加上运动时 5%～10%	提高功能	
压力性尿失禁	5%～10% 或更多	降低尿失禁发生的频率	
胃食管反流病	≥10%	降低症状发作频率及严重程度	
抑郁症	—	减少抑郁症状，改善抑郁评分	

（二）健康教育方案

1. 制订原则

以《中国成人超重和肥胖症预防控制指南》为基础，注重饮食、运动等多种方式联合，针对性地制订个体化健康指导方案。通过健康教育使病人及家属能全面了解治疗肥胖症的目的，认识康复治疗的重要性，并能积极参与康复训练，养成良好生活习惯；建立健康生活方式，积极预防及控制肥胖症的发生、发展，提高生活质量，及时掌握运动疗法及运动中的注意事项，达到健康教育的目的。

2. 基本内容

健康教育内容包括：①合理安排饮食　一日三餐要有主食、肉、禽、鱼、牛奶、水果等，减少热量供应，严格控制进餐时间，三餐外不加零食，热量安排为早餐25%、中餐40%、晚餐30%~35%，多维饮食，素菜要保持新鲜；②坚持体育锻炼　体育锻炼是预防肥胖的有效手段，可以改善心脏功能，促进心脏侧支循环的形成和发生，增强呼吸系统的抵抗力；③心理康复训练　理解肥胖者，鼓励他们战胜疾病的信心，克服恐惧心理；④行为减肥疗法　行为疗法又称"行为矫正疗法"，是运用条件反射的原理，通过错误行为的矫正达到减肥的方法。

3. 制订方法

包括：①运动减肥指导　制订适合个体的运动处方，运动前先做5~10min热身运动，运动1h之后再做5~10min放松运动，运动方式有快速步行、慢跑、功率自行车、步行仪等，2次/d；②饮食减肥指导在营养师的指导下制订个体食谱，调整饮食习惯，不在睡前进食，不吃零食，每天测体重并记录；③腹部按摩减肥指导　首先用波浪式的推拿法从上腹部移到小腹3~4次，然后依次用二指叠按法施于中脘、天枢、关元三穴，每穴按3min，每按一穴后施波浪推拿压法2~4遍，压力轻重以病人舒适不痛为度，20min/次，1次/d，饭后或饥饿时不宜进行按摩，在进行自我按摩时，一般选择早晚各1次，20~30min/次；④桑拿减肥指导　只对单纯性且无严重并发症者较为适宜，进行桑拿前要用温水冲洗皮肤多次，然后进入，开始时可用40~50℃水温，以后再逐渐升温，通过高温蒸气，加快呼吸频率，出汗，消耗能量，使脂肪消耗增加，对伴有高血压、冠心病等病人不宜使用。

注意事项：①强调不能盲目减肥，要做到科学减肥，保持适当的体重才是长寿的基本条件，长期减肥易导致营养不良，所以必须顺应机体自身特点，要做到既减肥又不伤身，要因人因地制宜，选择合适的运动方式和方法；②实施饮食控制疗法时应注意进食量的逐渐减少，进食的速度不宜过快，不能采用饥一餐、饱一餐的减肥方法，尽量少食甜食，控制热量和脂肪的摄入；③进行减肥运动时要穿宽松的衣服、合适的鞋袜，运动前后多喝水，如出现头晕、气急、胸部不适等症状时应减少或暂停运动，及时告知医生并制订新的运动计划；④要让病人认识到运动对减肥的重要性，肥胖病人对治疗效果的期望和现状常有冲突，当减重效果不能达到"理想身材"时，要告知病人应持之以恒，康复治疗后体重减轻 5% ~15% 是减肥的合理目标；⑤改变不良的生活方式和饮食习惯，坚持体育锻炼，妇女在怀孕期、小儿 1 岁至青春期应避免过度进食，提高对危险因素、危险人群的识别，给予医疗监督，减少肥胖症的发生。

（三）运动指导方案

通过健康状况检查、身体活动水平调查、运动能力评价、结合个人兴趣和生活方式，减少缺乏运动和运动不足的危害，指导合理运动，避免运动伤害，预防和辅助治疗疾病。处方通常提供 1 周的锻炼方案，针对有氧、力量、柔韧度练习给出相应的运动方式、强度、频率及目标的建议，并针对用户的具体情况提出运动中的注意事项。运动处方通常为多个阶段循序渐进的锻炼方案，提倡将身体活动融入日常生活方式，制订的步骤通常包括：①运动训练前的常规体格检查；②收集有关信息（包括运动史、兴趣、运动禁忌症、运动环境）；③运动量的选择；④运动内容的选择（耐力、肌肉力量、灵活和柔韧性活动、日常生活中的身体活动）；⑤运动进度的安排，在实施过程中应定期进行调整。

1. 制订原则

运动是减重治疗中不可或缺的一部分。长期规律运动有利于减轻腹型肥胖、控制血压，进而降低心血管疾病风险。运动治疗应在医师指导下进行。运动前需进行必要的评估，尤其是对心肺功能和运动功能的医学评估（如运动负荷试验等）。

2. 基本内容

运动项目的选择应结合患者的兴趣爱好，并与患者的年龄、存在的并发症和身体承受能力相适应。记录运动日记有助于提升运动依从性。同时要养成健康的生活习惯，培养活跃的生活方式，如增加日常身体活动，减少静坐时间，将有益的体育运动融入日常生活中。

3. 制订方法

运动量和强度应当逐渐递增，最终目标应为每周运动 150min 以上，每周运动 3~5d。如无法做到 1 次 30min 的运动，短时的体育运动（如 10min），累计 30min/d，也是有益的。建议中等强度的运动（50% ~ 70% 最大心率，运动时有点用力，心跳和呼吸加快但不急促），包括快走、打太极拳、骑车、乒乓球、羽毛球和高尔夫球等。如无禁忌证，建议每周进行 2~3 次抗阻运动（两次锻炼间隔 ≥ 48h），锻炼肌肉力量和耐力。锻炼部位应包括上肢、下肢、躯干等主要肌肉群，训练强度为中等。抗阻运动和有氧运动联合进行可获得更大程度的代谢改善。

增加体力活动与适当控制膳食总能量和减少饱和脂肪酸摄入量相结合，促进能量负平衡，是世界公认的减重良方，即使在用药物减肥情况下，二者仍是不可缺少的主要措施。提倡采用有氧活动或运动，有氧运动多为动力型的，并有大肌肉群（如股四头肌、肱二头肌等）参与的运动，例如走路、骑车、爬山、打球、慢跑、跳舞、游泳、划船、滑冰、滑雪及舞蹈等。因为中等或低强度运动可持续的时间长，运动中主要靠燃烧体内脂肪提供能量，没有必要进行剧烈运动以减肥。在上述中、低强度活动/运动时，机体的氧消耗量增加，运动后数小时内氧消耗量仍比安静水平时的氧消耗量大，表明运动可以增加能量代谢。不同运动水平增加的能量消耗占总能量消耗的比例有差别，极轻体力劳动可能提高总能量消耗仅 3%，而重体力劳动或剧烈运动可达 40%。采用增加体力活动与限制饮食相结合的减体重措施，其总体效益优于单独限制饮食（表25）。

表 25　不同减体重措施对健康指标的影响比较

指　标	单独控制饮食 （极低热量饮食）	适量控制饮食结合运动 （适当限制总能量）
最大氧吸取量（VO$_2$max）	降低	改善
瘦体重（FFM）	损失	增加或保持
体脂肪%	丢失少	丢失多
营养缺乏	容易发生	一般不会发生
胰岛素敏感度	—	改善
肌肉和韧带力量	降低	肌肉张力和韧带力量改善
体力	下降	改善，耐久力提高
静息代谢率（RMR）	下降	保持或增加
精神状态	压力大	改善，对减体重有自信心
血清 HDL – C 水平	下降	提高
减体重计划	不易坚持	容易执行和坚持
减体重后反弹	容易发生	一般不会发生

（四）营养干预方案

1. 制订原则

营养干预方案的制订原则为低能量、低脂、适量蛋白饮食，限制热量摄入、长期平衡膳食、个体化。

超重和肥胖者需要调整其日常膳食以达到减少热量摄入的目的。合理的饮食方案包括合理的膳食结构和摄入量。减重膳食构成的基本原则为低能量、低脂肪、适量蛋白质、含复杂糖类（如谷类），同时增加新鲜蔬菜和水果在膳食中的比重，避免进食油炸食物，尽量采用蒸、煮、炖的烹调方法，避免加餐、饮用含糖饮料。同时，建议患者控制食盐摄入，戒烟限酒。

2. 基本内容

合理的减重膳食应在膳食营养素平衡的基础上减少每日摄入的总热量，肥胖男性能量摄入建议为 1500～1800kcal/d，肥胖女性建议为 1200～1500kcal/d，或在目前能量摄入水平基础上减少 500～700kcal/d。蛋白质、碳水化合物和脂肪提供的能量比应分别占总能量的 15%～

20%、50%~55%和30%以下。

3. 制订方法

在有限的脂肪摄入中，尽量保证必需脂肪酸的摄入，同时要使多不饱和脂肪酸、单不饱和脂肪酸和饱和脂肪酸的比例维持在1:1:1。也要保证丰富的维生素、矿物质和膳食纤维摄入，推荐每日膳食纤维摄入量达到14g/1000kcal。

避免用极低能量膳食（即能量总摄入<600kcal/d的膳食），如有需要，应在医护人员的严密观察下进行，仅适用于节食疗法不能奏效或顽固性肥胖患者，不适用于处于生长发育期的儿童、孕妇以及重要器官功能障碍的患者。

同时，建议患者纠正不良饮食习惯，控制食盐摄入，食盐摄入量限制在每日6g以内，钠摄入量每日不超过2000mg，合并高血压患者更应严格限制摄入量。建议患者戒烟并限酒，女性每日饮酒的酒精量<15g（15g酒精相当于350ml啤酒、150ml葡萄酒或45ml蒸馏酒），男性<25g，每周不超过2次。

（五）心理疏导方案

1. 制订原则

由其他疾病引起肥胖者要积极治疗原发疾病。由情绪因素引起肥胖者可进行心理治疗，治疗重点在于消除病人的消极情绪反应和人格方面的问题，训练病人学会识别饱足信号、执行减肥计划。此外，还要注重体育锻炼，增加运动量。

2. 基本内容

肥胖的心理行为治疗需要综合各种方式、从不同的方面干预，包括引导饮食偏好、改变饱足感、减慢进食速度、减少睡眠和静坐时间、增加活动量等，肥胖者结成互助伙伴、家人应互相督促减重，必要时还可采取一定的奖励措施。

3. 制订方法

通过各种方式增加患者治疗的依从性，包括自我管理、目标设定、教育和解决问题的策略，心理评估、咨询和治疗，认知调整等。行为干预项目可以通过包含营养师、护士、教育者、体育运动训练员或教练、心理咨询师等在内的多学科团队有效地落实。心理咨询师和精神科医生应该参与进食障碍、抑郁症、焦虑症等精神疾病和其他会削弱生活方式干预项目有效性的心理问题的治疗。

对于偏爱荤食和甜食者，应对其加以诱导，让他们逐渐喜爱吃粗粮和蔬菜，多吃水果、蔬菜，减少摄入肉食和精细谷物的数量，不吃肥肉和甜食，增加蒸、煮、烤和凉拌菜，减少油炸食物和炒菜。同时，在烹调时应少放盐、尽量不放糖和味精，以助于减少摄食量。

鼓励摄入健康食品、严格限制食品和限量摄入食品。膳食中适当增加瘦肉、鱼和海产品、蛋类(去黄)、脱脂奶类、豆制品、蔬菜和含糖量不高的各种水果，尽量减少摄入肥肉、油炸食品、奶油食品和含奶油的冷饮、果仁、白糖、糖果及高糖饮料、甜点、洋快餐和膨化食品。为提高膳食的多样性，需要时可以少量加入薯类食品、全蛋(包括蛋黄)类食品、香蕉、葡萄和甜橘等水果。

训练提高饱腹感，逐渐改变饱腹感，开始减至十分饱，然后逐渐减至八九分饱。这样食量也就减少了 1/4 ~ 1/3，这种措施与饥饿疗法不同，并不会损害身体健康。在改变饱腹感的同时，注意减慢进食速度。人进食以后，血糖会慢慢升高，当升至一定水平，就会刺激大脑，发出饱腹感信号，于是人就会停止进食。若进食太快，血糖上升速度相对滞后，大脑发出饱腹感信号相对较晚。同时，由于进食速度太快，在出现停止进食行为之前，人已超量进食。因此为了控制肥胖，必须调整进食速度。

减少静坐休息时间，注意激发肥胖者的运动兴趣，鼓励其坚持锻炼。在运动过程中，有意识地安排竞赛、对抗性活动，以增强肥胖者的主动性，提高自制能力。另外，肥胖者往往贪睡少动，因此应当尽量减少睡眠时间。

强化监督与鼓励的积极效应，尽量避免让肥胖者单独进食，鼓励其与家人或朋友共同进食，及时给予适当奖励，这些措施可以帮助肥胖者控制饮食。在必要时，还可以鼓励肥胖者找一个减肥伙伴，互相鼓励和督促、取长补短、共同减肥。

(六)个体化体重管理方案

医学治疗是肥胖及其并发症的基础治疗手段，应根据患者肥胖类型及程度，不仅要注意分阶段、分层次综合运用多种方法和手段灵活制订个体化减重方案(图22),同时还要根据不同人群(超重肥胖成年患者、超重肥胖学龄前儿童、超重肥胖学龄儿童)的实际情况进行科学评估后制订流程(图23~25)。减重的第一目标是内脏脂肪和腰围达标,第二目标是体脂含量达标,第三目标是体重指数(BMI)达标。第一阶段是减重的启动阶段,可采用轻断食的方法顺利度过;第二阶段是减重的关键时期,以减少内脏脂肪为目的,可采用高蛋白低碳水化合物饮食;第三阶段是减重的维持阶段,以体脂含量达标为目的,推荐可长期坚持的限制热量平衡膳食。在控制饮食的同时,结合运动疗法,可达到健康减重、事半功倍的效果。

1. 限制能量平衡膳食

限制能量平衡膳食对于延长寿命、延迟衰老相关疾病的发生具有明确干预作用。限制能量平衡膳食目前主要有3种类型:①在目标摄入量的基础上按一定比例递减(减少30%~50%);②在目标摄入量的基础上每日减少500kcal左右;③每日供能1000~1500kcal。

限制能量平衡膳食推荐意见:①限制能量平衡膳食具有减轻体重、降低脂肪含量的作用;②保证蛋白质充足供给(1.2~1.5g/kg),可能增强限制能量平衡膳食的减重效果;③使用大豆蛋白部分替代酪蛋白可增强限制能量平衡膳食的减重效果;④限制能量平衡膳食中脂肪的供能比例以20%~30%为宜;⑤适当增加富含n-3多不饱和脂肪酸的食物或补充鱼油制剂,可以增强限制能量平衡膳食的减重效果;⑥限制能量平衡膳食中碳水化合物的供能比例以40%~55%为宜;⑦增加蔬菜、水果、燕麦等富含膳食纤维食物的摄入可增强限制能量平衡膳食的减重效果;⑧适当补充维生素D制剂和钙可增强限制能量平衡膳食减重效果;⑨采用营养代餐模式的限制能量平衡膳食更有助于减轻体重。

2. 高蛋白膳食模式

高蛋白膳食模式,蛋白质的供给量一般为占供热比的20%以上,或至少在1.5g/kg体重以上。

高蛋白膳食推荐意见:①对于单纯性肥胖以及合并高甘油三酯血症者、高胆固醇症者采用高蛋白膳食较正常蛋白膳食更有利于减轻体重以及改善血脂情况,并有利于控制减重后体重的反弹;②合并慢性肾病患者应慎重选择高蛋白饮食。

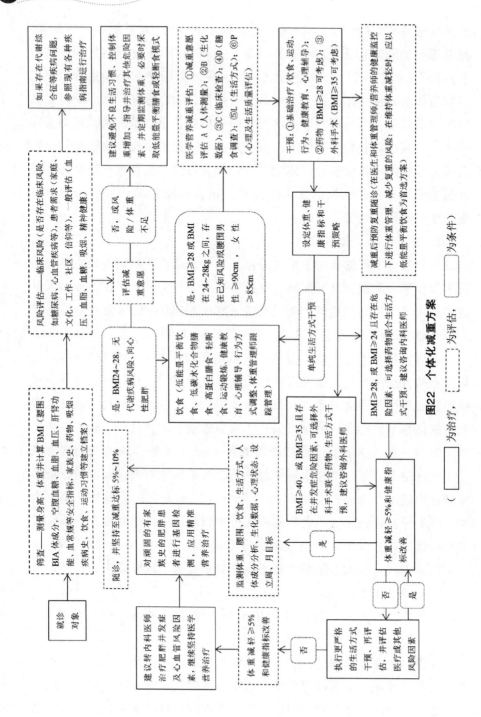

图22 个体化减重方案

（ ☐ 为治疗，┌┄┐ 为评估，☐ 为条件）

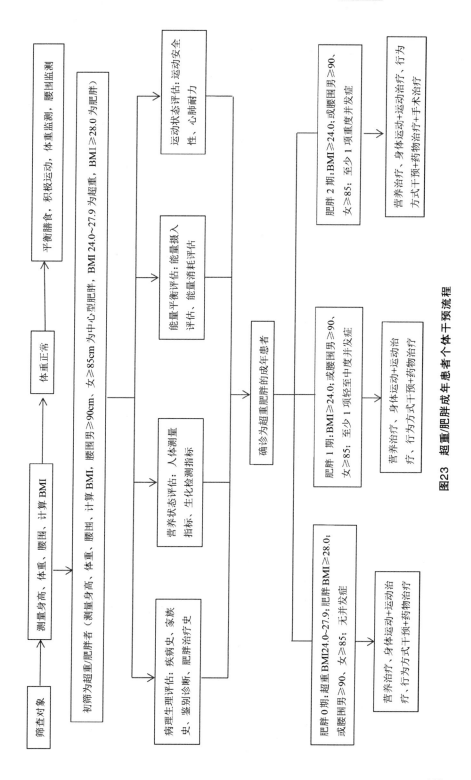

图23 超重/肥胖成年患者个体干预流程

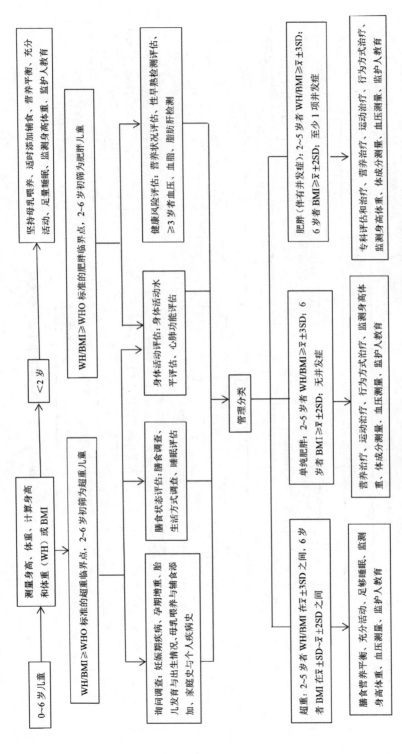

图24 超重/肥胖学龄前儿童（2~6岁）个体化干预流程

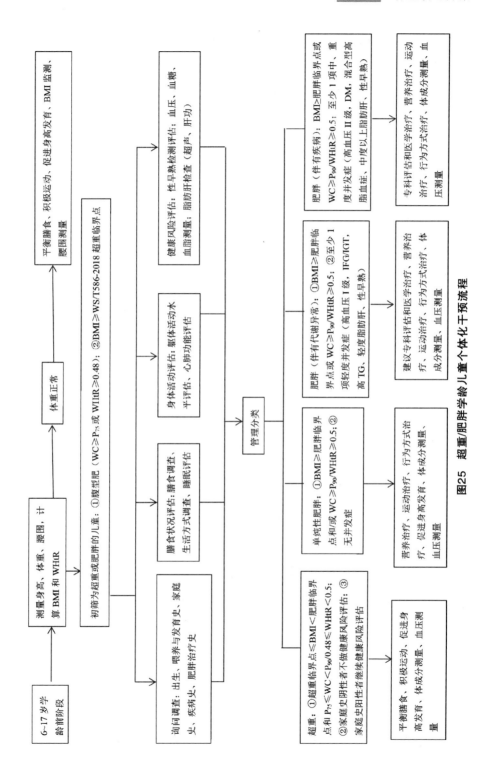

图25 超重/肥胖学龄儿童个体化干预流程

3. 轻断食膳食模式

轻断食膳食模式也称间歇式断食 5:2 模式，即 1 周内 5d 正常进食，其他 2d（非连续）则摄取平常的 1/4 能量（女性约 500kcal/d，男性 600kcal/d）的饮食模式。轻断食膳食推荐意见：①轻断食模式有益于体重控制和代谢改善；②轻断食模式在体重控制的同时，或可通过代谢和炎性反应改善，间接增加体重控制获益，同时增强糖尿病、心脑血管疾病及其他慢性疾病的治疗获益。

4. 运动治疗

运动治疗对减肥的影响取决于运动方式、强度、时间、频率和总量。2013 年美国关于成年人肥胖管理指南推荐增加有氧运动（如快走）至每周 150min 以上（每天 30min 以上，每周的大多数天），推荐更高水平的身体活动（每周 200~300min），以维持体重下降及防止减重后的体重反弹。

运动治疗推荐意见如下：①运动对减肥的影响取决于运动方式、强度、时间、频率和总量；②推荐采用有氧运动结合抗阻运动的模式预防与治疗超重或肥胖；③与单纯饮食或运动相比，饮食结合运动的减重效果更加显著；④针对儿童肥胖，采用饮食结合运动短期和长期干预均能达到减重和代谢改善的效果；⑤针对孕期体重管理，饮食或结合运动干预是有效的干预方式。

5. 认知－行为及心理干预

认知－行为及心理干预作为基础治疗，是一种囊括营养、运动、认知－行为及心理多方面的综合干预模式。认知－行为及心理干预是通过调整超重和肥胖患者的生活环境及心理状态，帮助患者理解和认识体重管理、肥胖及其危害，从而做出行为改变。其中包括自我监控、控制进食、刺激控制、认知重建和放松技巧等认知－行为及心理干预推荐意见有：①对超重/肥胖者进行认知－行为干预能够达到减重效果，干预时间不少于 6 个月；若同时附加体力活动和饮食行为干预，减重效果更明显；②对肥胖患者进行认知－行为干预和心理治疗有助于减重并维持减重效果。

6. 减重治疗后的维持

治疗后减重的维持非常重要。机体存在多种机制调控能量平衡以维持自身体重相对稳定，通常减重计划结束后 1 年，大部分人会恢复已减掉体重(复重)的 30% ~35%，4 年内基本恢复到减重前水平。世界胃肠病学会对肥胖管理制订的全球指南(WGO)中强调，为了维持减重效果，医务人员和营养医师应向患者提供面对面或电话随访的减重维持计划，保持与患者的规律接触(每月一次或更加频繁)，帮助其进行高强度体力活动(如 200 ~300min/周)，规律监测体重变化(如每周或更加频繁)，并保持低能量饮食(维持更低体重所必需)。减重治疗后的维持推荐意见：①医务人员应向减重者提供细致的减重后维持计划；②生活方式和行为干预措施(包括饮食控制和/或代餐、体育锻炼、保持减重小组间人员交流等)配合药物治疗，对减轻减重后的复重有效；③应适当进行减重者的心理辅导；④网络干预对维持 2 年内减重效果有效。

(七)群体体重管理方案

1. 儿童/青少年肥胖体重管理

儿童期肥胖容易伴随焦虑、自卑等心理问题，同时也是成人的肥胖、糖尿病、心血管疾病及其他代谢性疾病和肿瘤的潜在危险因素。医学营养治疗主要通过培养良好的生活习惯而达到控制体重的目的。

儿童/青少年肥胖体重管理推荐意见：①新生儿期应尽可能地采用母乳喂养，并适当延长母乳喂养的时间以减少儿童期肥胖发生风险；②严格控制零食摄入，尤其是含糖类较高的零食以及碳酸饮料；应控制碳水化合物中高血糖指数食物的摄入；③适量增加膳食纤维的摄入量；④青少年肥胖与血 B 族维生素、维生素 D、Zn、Se 和 Fe 水平呈负相关，而与血 Cu 水平呈正相关。

2. 围孕期体重管理

大量研究显示，母体孕前及孕期的肥胖均与孕期并发症及不良妊娠结局相关，包括妊娠期糖尿病、妊娠高血压、子痫、早产、死胎、巨大儿、过期产、剖宫产、先天畸形等；远期不良影响包括产后母体及子代肥胖，增加母婴罹患 2 型糖尿病、高血压及其他代谢综合征的风险。

围孕期体重管理推荐意见：①计划怀孕的肥胖女性应减重以提高自然受孕或辅助生殖的成功率，且可以减低不良妊娠结局；②孕前叶酸建议摄入量为 400μg/d；③肥胖孕妇应依据身高、体重、年龄、活动水平等进行个体化的膳食能量计划，以使体重适度增长；④建议孕早期增重 0.5 ~2.0kg，超重女性孕期增重 7.0 ~11.5kg，肥胖女性孕期增重5.0 ~

9.0kg；⑤肥胖女性产后哺乳至少 6 个月有利于产后体重恢复；⑥膳食及运动干预可以帮助孕妇产后恢复到孕前体重。

3. 多囊卵巢综合征的体重管理

在我国，19～45 岁的女性中多囊卵巢综合征的发病率约为 5.6%。不同国家的研究显示多囊卵巢综合征患者肥胖的发生率在 30%～70%。系统回顾表明，与正常体重的多囊卵巢综合征女性相比，肥胖多囊卵巢综合征患者所有代谢和生殖的指标（除多毛症外），包括性激素结合球蛋白下降，总睾酮、空腹血糖、空腹胰岛素增加和血脂升高。

多囊卵巢综合征患者体重管理推荐意见：①超重/肥胖的多囊卵巢综合征患者减轻体重后，可改善其生殖功能和代谢紊乱。对于有妊娠要求者，首先推荐其减轻体重；②在减重时应以限制能量饮食为首选方案；③限制能量摄入基础上的高蛋白/低碳水化合物饮食和低蛋白/高碳水化合物饮食均能获得代谢改善，前者可增加胰岛素敏感性；④个体化方案、密切随访、医师监督以及社会支持都能促进体重达标与维持。

4. 超重/肥胖者合并代谢综合征的体重管理

代谢综合征是以超重/肥胖为中心并伴有一系列代谢紊乱的病症。随着社会生活水平的提高以及国人膳食模式的变化，代谢综合征的流行呈现快速上升趋势，2000－2001 年的全国性横断面调查显示，男性和女性代谢综合征的患病率分别为 10.0% 和 23.3%。2011 年美国乔斯林糖尿病中心发布了合并糖尿病的肥胖患者临床营养指南，整部指南的目标人群实际是代谢综合征患者，其将体重管理置于营养管理的首要目标。与此同时，该指南还提出将膳食管理与胰岛素治疗相配合，同时需要考虑与营养有关的代谢并发症的控制。

超重/肥胖者合并代谢综合征的体重管理推荐意见有以下几点：①生活方式干预是代谢综合征患者减重的基础治疗，干预内容应包括加强体育锻炼、强化营养咨询、行为教育、心理疏导与小组支持；②有效实现生活方式干预应该建立包括医师、营养师、心理咨询师、健身教练等在内的多学科干预指导小组；③控制总能量摄入条件下，各种旨在减重的干预性膳食模式均可能有效，目前的证据尚不支持哪一种膳食模式对于代谢综合征的改善特别有效；④在控制总能量前提下，在膳食中添加核桃、亚麻籽或鳄梨可能有助于代谢改善。

(八)药物治疗和代谢手术治疗

建议转诊至上级医院进一步可考虑药物治疗的情况如下：①食欲旺盛，餐前饥饿难忍，每餐进食量较多；②合并高血糖、高血压、血脂异常和脂肪肝；③合并负重关节疼痛；④肥胖引起呼吸困难或有阻塞性睡眠呼吸暂停综合征；⑤BMI≥24 且有上述并发症情况；⑥BMI≥28，不论是否有并发症，经过 3 个月的单纯饮食方式改善和增加活动量处理仍不能减重 5%，甚至体重仍有上升趋势者。

一般状况较好，手术风险较低，经生活方式干预和药物治疗不能很好地控制体重的程度严重的肥胖患者，或出现与肥胖相关的代谢紊乱综合征，如 2 型糖尿病、心血管疾病、脂肪肝、脂代谢紊乱、睡眠呼吸暂停综合征等，且预测减重有效，可以考虑代谢手术治疗，但代谢手术治疗需遵循相关指南的适应证。与强化生活方式干预和药物治疗相比，代谢手术能更有效地减轻体重，同时能有效改善血糖、血脂、血压等；代谢手术能显著降低糖尿病肥胖患者大血管及微血管并发症的发生风险，明显改善肥胖相关疾病；此外，非糖尿病肥胖症患者在接受手术治疗后发生糖尿病的风险也显著下降。但也应注意术后贫血、骨质疏松等营养相关性并发症，需长期补充维生素、微量元素及钙剂，并关注患者的精神和心理健康，长期随访。对考虑有手术指征的患者，基层医生应建议患者转诊到上级专科医院进一步评估决策。

项目二　实施管理方案

【学习目标】

能够采用媒介或管理平台实施体重管理方案；能够在实施过程中对体重相关指标(体重指数、腰围、体脂率、体脂肪量、内脏脂肪、肌肉量、基础代谢、血压、血脂、血糖、尿酸等)进行定期监测和评估；能够根据定期监测及评估结果合理调整方案；能够对实施过程中出现的不良情况进行合理合规的处理。

【掌握内容】

本模块考核比重为 20%，重点掌握体重管理的监测和评估、不良情况的处理。

【任　务】

一、体重管理的监测和评估

（一）体重相关指标

1. 风险因素评估指标

BMI≥24 且腰围男性≥90cm 或女性≥85cm 合并高血压、高血糖、高血脂、睡眠呼吸暂停综合征中任何一项，或 BIA 结果显示肥胖（体脂过多男性＞25%，女性＞30%）。

2. 医学营养减重评估指标

就诊时身高、体重、腰围、BIA 体成分、24h 饮食回顾（食物频度表）、生活方式调查表（运动习惯）、心理测量表、血压、血糖、血脂谱、胰岛素、C 肽、C 反应蛋白。

（二）监测工具及监测方法

1. 人体测量

身高、体重、腰围、臀围为必测项目，胸围、颈围、上臂围、下臂围、大腿围、小腿围、皮褶厚度为可选项目。测量条件和测量方法见人体测量技术。

2. 人体成分检测

主要检测项目包括体脂率、体脂肪量、内脏脂肪、肌肉量、基础代谢等。测量方法见仪器检查与医学实验室检测。

3. 实验室及仪器检查

血压、血糖（空腹及餐后）、糖化血红蛋白、血脂、肝脏 B 超及肝功能检查、血尿酸指标等，必要时进行肥胖相关基因、维生素、微量元素、脂肪酸（ω－6/ω－3）比例及炎性因子、肠道菌群测定。测量方法见仪器检查与医学实验室检测。

（三）评估方法

1. 体重指数

以体重指数（BMI）为依据对成人超重或肥胖进行判定的标准如下：①超重 24.0～28.0 之间；②肥胖 ≥28.0。

2. 腰围

中心型肥胖评估以腰围为标准，具体如下：①中心性肥胖前期　男性 ≥85cm、＜90cm，女性 ≥80cm、＜85cm；②中心性肥胖　男性 ≥90cm，女性 ≥85cm。

3. 膳食营养

通过问卷对超重或肥胖患者膳食中的全谷类、蔬菜、水果、优质蛋白、奶制品、加工肉制品、脂肪、添加糖、盐、酒精的摄入量进行调查，得出膳食营养质量评估。膳食问卷总分为 100 分，小于 60 分为膳食营养有风险，60～75 分为膳食营养风险可疑，大于 75 分为膳食营养无风险。

4. 体力活动

体力活动评估从运动强度和时长两方面进行，具体如下：①体力活动缺乏　几乎没有任何体力活动或运动；②体力活动不足　每周中等强度有氧运动时间少于150min 或高强度有氧运动少于75min，或者等量的中等强度和高强度相结合的有氧运动；③体力活动适宜　每周中等强度有氧运动时间 150～300min 或高强度有氧运动 75～150min，或者等量的中等强度和高强度相结合的有氧运动；④体力活动充足　每周中等强度有氧运动时间大于 300min 或高强度有氧运动大于 150min，或者等量的中等强度和高强度相结合的有氧运动。

5. 心肺适能

非运动心肺适能评估根据患者的性别、年龄、体力活动评估结果、体脂率等信息，得出相应心肺适能评估结果。

也可选用台阶试验，受试者通过 3min 台阶试验测试，获取运动后的心率变化，根据相应的公式得出心肺适能评估结果。

二、调整体重管理方案

（一）不同分期的治疗建议

不同的超重或肥胖分期，相应的治疗建议如下：①正常体重　保持良好的饮食和运动习惯，防止体重增加；②0 期　建议通过减少膳食热量、增加体力活动、改变行为习惯等生活方式干预，将体重控制到正常范围；③1 期　建议通过减少膳食热量、增加体力活动、改变行为习惯等生活方式干预，将体重控制到正常范围，肥胖者经过 3~6 个月的单纯控制饮食和增加运动量处理仍不能减重 5%，甚至体重仍有上升趋势者可考虑配合使用减重药物；④2 期　建议通过减少膳食热量、增加体力活动、改变行为习惯等生活方式干预，将体重控制到正常范围，经过 3~6 个月的单纯控制饮食和增加运动量处理仍不能减重 5%，甚至体重仍有上升趋势者可考虑配合使用减重药物，或在开始生活方式干预的同时配合减重药物治疗；⑤3 期　建议通过减少膳食热量、增加体力活动、改变行为习惯等生活方式干预，将体重控制到正常范围，生活方式干预的同时配合减重药物治疗，重度肥胖患者（BMI ≥ 35 或 BMI ≥ 32.5 合并 2 型糖尿病），可考虑手术减重。

（二）体重管理目标和临床目标

通过减重预防和治疗肥胖相关性并发症改善患者的健康状况。肥胖症患者体重减轻 5%~15% 或更多可以显著改善高血压、血脂异常、非酒精性脂肪肝、2 型糖尿病患者的血糖控制，降低 2 型糖尿病和心血管并发症的发生率。超重或肥胖患者体重管理目标及临床目标如表 26。

表 26　超重或肥胖患者体重管理目标及临床目标

超重或肥胖分期	体重指数（kg/m²）	伴发疾病	体重管理目标	临床目标
0 期	24.0~28.0	—	预防体重增加减轻体重	预防肥胖相关疾病
1~3 期	≥ 28.0	—	减轻体重预防体重增加	预防肥胖相关疾病
	≥ 24.0	代谢综合征	减重 10%	预防 2 型糖尿病
		糖尿病前期	减重 10%	预防 2 型糖尿病
		2 型糖尿病	减重 5%~15% 或更多	降低糖化血红蛋白值；减少降糖药的用药量；减轻糖尿病症状
		血脂异常	减重 5%~15% 或更多	甘油三酯降低；HDL – C 升高；LDL – C 降低

续表

超重或 肥胖分期	体重指数 （kg/m²）	伴发疾病	体重管理目标	临床目标
1～3期	≥ 24.0	高血压	减重5%～15%或更多	降低收缩压和舒张压，减少降压药用量
		单纯性脂肪肝	减重5%或更多	减少肝细胞内脂质
		非酒精性脂肪性肝炎	减重10%～40%	减轻炎症和肝纤维化症状
		多囊卵巢综合征	减重5%～15%或更多	改善排卵，改善月经情况，减轻多毛症状，提高胰岛素敏感性，降低血清雄激素指标
		女性不孕	减重10%或更多	改善排卵，怀孕和成功生育
		睡眠呼吸暂停综合征	减重7%～11%或更多	改善总体现状和相关各项指标
		骨关节炎	减重≥10%	改善总体症状，提高功能

注：HDL－C为高密度脂蛋白胆固醇，LDL－C为低密度脂蛋白胆固醇。

（三）生活方式干预建议

生活方式干预主要包括：①膳食指导建议　饮食调整的原则是在控制总能量基础上的平衡膳食，一般情况下，建议能量摄入每天减少300～500kcal，严格控制食用油和脂肪的摄入，适量控制精白米面和肉类摄入，保证蔬菜水果和牛奶的摄入充足；②运动指导建议　包括有氧运动（建议超重或肥胖的人每天累计达到60～90min中等强度的有氧运动，每周5～7d）、抗阻运动（抗阻肌肉力量锻炼隔天进行，每次10～20min）、个性化建议（根据自身健康状况及个人偏好，合理选择运动方式并循序渐进）三部分；③行为习惯改变　定期测量腰臀围并每天记录体重、饮食和运动情况，避免久坐、三餐规律、控制进食速度、不熬夜、足量饮水、避免暴饮暴食、减少在外就餐、减少高糖/高脂肪/高盐食物，积极寻求家庭成员及社交圈的鼓励和支持，必要时接受专业减重教育和指导；④减重药物治疗建议　超重或肥胖人群的减重药物治疗建议可以参考《中国成人超重和肥胖症预防控制指南（试行）》；⑤减重手

术建议　超重或肥胖人群的手术减重可以参考《中国成人超重和肥胖症预防控制指南(试行)》。

(四)互动管理

1. 互动内容

减重期间的膳食情况、运动情况、心理、行为、体重及腰臀围、减重监控指标、健康指标改善情况、减重感受、健康教育、减重期间的其他问题。

2. 互动形式

面对面咨询、电话沟通、即时通信、通过专业体重管理平台进行推送、记录(包括语音、视频)以及指导等。

3. 系统工具

体重管理过程中专业人员需要借助生活方式管理工具来保证本标准的实施。体重管理操作系统应满足以下要求:①涵盖本标准的各环节内容,可实现流程化操作;②医务工作者或体重管理工作者可在该系统中实现患者信息查询、咨询问诊、患者教育、跟踪互动、干预数据收集和统计等功能;③患者可在该系统中实现自主填写档案、咨询、记录饮食/运动日记、提交健康指标等功能;④该系统可提供体重管理各环节的后台支持服务和质控。

(五)复诊

基于移动平台的体重管理系统可以根据患者的减重状况确定个性化的复诊时间。对于减重速度正常、无不适反应,满一月干预疗程后复诊。患者减重困难或体重波动较大、有明显不适反应、健康指标出现异常等情况,随时复诊。

模块四　体重管理咨询指导

健康体重管理是指在科学的基础上对人的体重进行科学有效地管理，健康体重管理摒弃了传统的只要体重不要健康的思路和做法，旨在科学瘦身的同时增强身体免疫力，达到终生控制体重的效果。肥胖的诊断标准以BMI最为常用，但BMI在不同年龄、性别、种族人群中身体结构组成存在差异。国际上很多国家使用BMI临界点≥25.0和≥30.0kg/m²分别诊断成人超重和肥胖。亚洲一些国家使用BMI临界点≥23.0和≥25.0kg/m²分别诊断成人超重（23.0kg/m²≤BMI<25.0kg/m²）和肥胖（BMI≥25.0kg/m²）。我国建议使用BMI临界点≥24.0和≥28.0kg/m²分别诊断成人超重（24.0kg/m²≤BMI<28.0kg/m²）和肥胖（BMI≥28.0kg/m²），同时用与之相对应的年龄-性别比BMI临界点诊断儿童青少年的超重和肥胖，并在成年人中用腰围临界点判断。

健康体重管理的内涵包括：①科学饮食　每种天然食物均有独特的营养成分，科学饮食即帮助人们正确认识食物营养素，养成良好的饮食习惯及饮食方法，摒弃旧式的通过抑制食欲、拒绝食物、单一饮食等多种方式达到减肥效果的错误饮食方式，科学地摄取食物的营养成分，从而保证健康的身体素质；②均衡营养　均衡的营养是成就健康体魄的基础，中国居民膳食指南要求人体每日需摄入30余种不同的健康食材，以保证身体的营养充足，但随着社会生活节奏的加快，大多数人群远远无法达到该标准，长此以往会影响身体健康，增加罹患各种疾病的概率，均衡营养即建立在此基础之上，推荐人们根据个体营养需求，合理选择优质健康的营养补充品，以达到维系健康、预防疾病、增强体质作用；③适量运动 每天应坚持60min左右低强度、有节奏的有氧运动，氧气的参与能最大限度地消耗能量、加速代谢、燃烧脂肪。科学研究表明，长期坚持适量的有氧运动，能够缓解压力、减轻体重、预防心脑血管疾病、防止骨质疏松、加强心肺功能等多种益处，但应注意过量有氧运动则易使肌肉过度劳累，影响人体健康。

【实操测试】

健康咨询与指导流程

评估　了解服务对象的行为现状、相关知识、技能、自信心等情况；包括预期目标、解决顺序、所采用技术与方法、时间、周期等。
↓

建议　为服务对象提供危害健康的因素，行为改变的益处等信息；咨询服务提供者应努力缩短与指导对象的心理距离，从一开始就要注意同对方建立良好的关系，设身处地为对方着想，咨询中"理"与"情"必须结合。
↓

达成共识　根据服务对象的兴趣、能力共同设定一个改善健康/行为的目标；双方要共同制订一个行动计划，作为咨询之后一段时间内督促服务对象建立健康生活方式或遵医行为的依据。
↓

协助　服务对象找出行动可能的障碍，帮助确定正确的策略、解决问题的技巧及获得社会支持的方法；先从小处着手，向他提出在他看来容易达到的目标，达到后再提出更高的目标，直至既定目标。
↓

安排随访　明确下次随访的时间和方式（上门、电话、电子邮件等）。

项目一　跟踪随访

【学习目标】

能够对体重管理方案及结果进行评价；能够对体重相关指标及效果进行回访。

【掌握内容】

本模块考核比重为5%，重点掌握回访体重相关指标任务。

【任　务】

体重管理师根据健康体重管理方案的内容与要求，定期与服务对象保持联系，提醒服务对象按健康管理处方及健康行动计划执行：①建立/使用体重信息平台　通过管理平台，提供个性化的体重改善行动计划，跟踪主要危险因素的变化情况，定期发送体重信息；②开展体重咨询　以面对面沟通、电话联系、信息交流平台等多种形式提供体重管理咨询，解释个体体重信息及体重评估结果，提供饮食、运动、心理等个性化的体重指导；③体重技能指导　针对个体/群体体重需求，通过体重讲座及生活方式实践指导，使公众掌握自我体重管理技能；④随访　根据服务对象体重问题的需求，按相关疾病诊疗指南及基本公共卫生管理规范进行随访。

一、体重管理方案的评价原则

肥胖作为一种慢性病，其防治应遵循常见慢性病的管理模式，体重管理方案的评价以疾病的三级预防和治疗为基本原则。一级预防针对大众和容易发生肥胖的高危人群，通过公共教育、改造环境，促进健康的饮食和运动等行为，预防超重和肥胖的发生。二级预防通过筛查，对已经确诊为超重和肥胖的个体进行并发症的评估，通过积极的生活方式干预阻止体重的进一步增加，并防止肥胖相关并发症的发生，必要时可以考虑使用药物减轻体重。三级预防采用生活方式干预、行为修正联合减重治疗的方式，达到减轻或改善肥胖相关并发症，预防疾病进一步发展的目的。必要时可使用减重手术的方法。

二、体重管理方案的基本内容

为了保证体重管理各环节操作的科学性和可行性，使体重管理达到理想的效果，应按照肥胖的规范化干预流程进行评价。其中干预前的评价对于方案的制订非常重要，包括病理生理评价、营养状态评价、能量平衡评价和运动能力及安全性评价。

三、体重管理方案的评价方法

第一步是对肥胖者进行基本体质检测，包括人体指标（如身高、体重、腰围、臀围、皮褶厚度、体脂肪率、内脏脂肪指数等的一项或几项）与风险评估。其中身高、体重、腰围、臀围、皮褶厚度按《WS/T 424-2013 人群健康监测人体测量方法》测量，体重指数、体脂肪率、内脏脂肪指数、风险评估采用符合相关要求的专用仪器设备等测定。必要时可采用合法、有效的健康体检数据。

第二步是汇总处理相关数据和信息，依据人体指标、风险评估等信息对肥胖者身体现状做出评估（表 30~33）。

第三步是根据检测评估情况，形成检测评估报告。

项目二　健康咨询

【学习目标】

能够针对体重管理的不同需求进行健康评估的咨询；能够针对体重管理的不同需求进行健康教育的咨询；能够针对体重管理的不同需求进行营养干预的咨询；能够针对体重管理的不同需求进行心理疏导的咨询；能够针对体重管理的不同需求进行运动指导的咨询。

【掌握内容】

一、健康评估的咨询

健康风险评估是一种将基础的流行病学数据与个人数据比较，以推测个人患病或死亡风险的运算过程。健康风险评估是进行有效的健康服务计划和卫生行政管理的重要手段之一，对了解人群健康状况、合理地分配资源将起到很大的作用。健康风险评估是监测、分析、评估、预测、提供健康咨询和指导所有人的健康风险因素，并干扰健康风险因素的全过程。超重或肥胖风险评估作为健康风险评估的一个分支，与健康管理措施有着密切的联系，通过超重或肥胖风险评估可以对人群进行分类，对处于不同类型和等级的个人或人群实施不同的体重管理策略，实现有效的全人群体重管理。

从评估功能的角度来说，常见的健康风险评估种类及方法有：①一般健康风险评估　即通过问卷、危险度计算和评估报告3个基本模块进行的健康风险评估（HRA），健康风险评估的目的，简单来说是将健康数据转变为健康信息，具体包含帮助个体综合认识健康危险因素、鼓励和帮助人们修正不健康的行为、制订个性化的健康干预措施、评价干预措施的有效性、健康管理人群分类以及其他目的等几个方面；②疾病风险评估　是对特定疾病患病风险的评估，其主要目的包括筛查出患有特定疾病的个体并引入需求管理或疾病管理、测量医生和患者良好临床实践的依从性和有效性、测量特定干预措施所达到的健康结果、测量医生和患者的满意度。

一般健康风险评估的步骤包括问卷、危险度计算和评估报告3个部分。

问卷是健康风险评估进行信息收集的一个重要手段，根据评估的重点与目的的不同，所需的信息会有所差别。一般来讲，问卷的主要组成包括：①生理、生化数据（如身高、体重、血压、血脂等）；②生活方式数据（如吸烟、膳食与运动习惯等）；③个人或家族健康史；④其他危险因素（如精神压力）；⑤态度和知识方面的信息。全面的个人健康信息是做好健康管理的基础。

健康风险评价是估计具有一定健康特征的个人会不会在一定时间内发生某种疾病或健康的结果。在疾病危险性评价及预防方面一般有两种方法：①建立在单一危险因素与发病率的基础上，将这些单一因素与发病率的关系以相对危险性来表示其强度，得到的各相关因素的加权分数即为患病的危险性，这种方案简单实用，不需要大量的数据分析，是健康管理发展早期的主要危险性评价方法；②建立在多因素数据分析基础上，即采用统计学概率理论的方法来得出患病危险性与危险因素之间的关系模型，此法是在前瞻性研究的基础上建立的，因而被广泛地使用，所采取数理手段除常见的多元回归外，还有基于模糊数学的神经网络方法及基于 Mote Carlo 的模型等。是通过了解当前的健康状况和风险，并估计未来风险的程度，进一步分析和确定个体的危险因素，并在此基础上，提出健康改善计划，帮助个体改善不良的生活方式，减少危险因素，从而有效地控制风险，提高个体健康。

健康风险评估报告的内容包括发生疾病的危险性、改善后的危险性、主要影响因素、影响因素所占比例、影响程度、医学解释等，评估报告中各项结果以直方图、饼状图、表格和文字说明等多种形式来表现。健康风险评估报告包括：①被评估者个人的报告　一般包括健康风险评估的结果和健康教育信息；②总结了所有受评估者情况的人群报告　一般包括对受评估群体的人口学特征概述、健康危险因素总结、建议的干预措施和方法等。评估报告的形式多种多样，可以预见的是，随着互联网的不断普及，由于它具有受众广、更新快、可及性强等特点，通过网络发布教育信息会成为一种重要的教育形式。

二、健康教育的咨询

健康教育咨询是体重管理师对咨询者进行营养分析、评价的过程。咨询者可以通过这个过程获得改善健康的信息，进而达到改善健康的目的。这个过程也是体重管理师对咨询者进行营养健康教育的过程，通过有计划、有组织、有系统的营养卫生知识教育活动，促进个体或群体自愿采取有利于健康的饮食行为，消除或减少与营养相关的危险因素，降低营养相关疾病的发病率、伤残率及死亡率，奠定疾病康复的知识基础，提高生活质量，并对教育结果做出评价，从而达到使个体或群体了解营养与肥胖的关系、基本的营养治疗方法、纠正不良饮食行为的目的，最终降低超重和肥胖相关疾病和并发症风险并从中获益。

做好健康教育咨询首先要评估患者的需求。在开展健康教育时，要重点评估咨询者对相关营养学知识的掌握情况，以及咨询者的心理特质和行为习惯，结合病情和身体状况，有针对性地制订健康教育计划。

做好健康教育咨询其次要确定健康教育目标。健康教育的目标一般包括：①了解相关疾病与营养饮食的关系；②了解治疗过程中的饮食要求和注意事项；③能够掌握合理饮食的基本原则；④能够进行自我营养状况评价，妥善安排自己的日常膳食。但是对于个别患者，健康教育的目标还包括：①纠正错误的饮食观念；②能够自己选择合理的食物种类、数量和烹调方式；③能够改变多年的不良饮食习惯；④家属能够起到监督和管理的作用。

做好健康教育咨询第三要拟定健康教育计划。一般性的健康知识可采用传统的信息传播方式，如发放宣传材料、墙面展板、公共区域视频等方式，而针对性比较强的知识宣传可采用讲座、专家咨询、小组讨论、同伴教育等形式，若要实施行为干预，可采用定期回访调查、构建病友社区等方式来进行。需要注意的是，单一的健康教育方式往往效果不佳，建议采取和制订系列化的、多方式的计划，以期能取得理想的效果。

做好健康教育咨询最后要抓好健康教育实施。健康教育的实施需要多部门多层次的分工协作，要加强一般性营养知识宣教、特殊人群的咨询，推进饮食类别的选择和饮食禁忌的宣传，落实营养状况评估和膳食管理的执行，开展健康教育活动。

三、营养干预的咨询

营养干预咨询是体重管理师对咨询者进行营养分析、评价的一个过程。咨询者可以通过这个过程获得改善健康的信息，进而达到改善健康的目的。这个过程也是体重管理师对咨询者进行营养健康教育的过程，通过有计划、有组织、有系统的营养卫生知识教育活动，可以促进个体或群体自愿采取有利于健康的饮食行为，消除或减少与营养相关的危险因素，降低营养相关疾病的发病率、伤残率及死亡率，奠定疾病康复的知识基础，提高生活质量，并对教育结果做出评价，从而达到使个体或群体了解营养与肥胖的关系、基本的营养治疗方法、纠正不良饮食行为的目的，最终降低超重和肥胖相关疾病和并发症风险并从中获益。营养干预咨询涉及的范围包括：①健康者的营养咨询；②营养相关疾病者的营养咨询；③超重和肥胖人群的营养支持和治疗；④特殊人群（如孕妇、乳母、儿童等）的营养咨询。

在体重管理实践工作中，要根据其超重或肥胖种类、特征开展有针对性的营养干预咨询。首先要让咨询者明白自己日常的饮食习惯对于体重发生发展的影响，明白自己都有哪些有利于健康或不利于健康的饮食习惯，在当前体重状态下该如何调整生活方式。其次是要让咨询者知晓在干预过程中可能会出现的饮食影响与要求，比如进食方式的调整、食物的选择，这都与一般的日常饮食规律差别较大，需要专门对咨询者和家属进行指导。最后要对咨询者和家属的心理状况予以关注，使其能正确合理地对待饮食营养，不同经历和心理特征的人会有不同的表现，咨询者既有可能过分担忧病情而不敢正常摄食，也有可能不按照规律要求摄食，这都需要医务人员有针对性地开展教育工作。因此，营养干预咨询的准备工作应该包含：①营养咨询的依据（如中国居民 DRIS、中国居民膳食指南、平衡膳食宝塔、各种营养相关疾病的饮食治疗原则、食物成分表等）；②相关表格（如膳食调查表等）；③人体测量或生化指标测量的相关仪器（如体重身高计、皮褶厚度测量仪、人体成分分析仪、血糖仪等）；④相关的营养计算软件；⑤相关的体检报告；⑥相关的咨询问询表。

营养咨询的步骤包括：①确定咨询者的主要需求　通过初步交谈，了解顾客的一般情况（年龄、性别、民族、职业等），观察相关症状和体征，确定其主要的咨询目的（超重或肥胖相关营养问题的咨询、超重或肥胖相关疾病的咨询）；②测量阶段（客观的检查）　包括现场测量（身高、体重、血压、血糖等）、最近的检测指标（血脂水平等）、病史和饮食史的询问和记录（饮食行为习惯方面应注意饮酒、吸烟、食物购买力、饮食嗜好、进餐制度、食物过敏史、营养补充剂、排便情况、锻炼和体力活动情况，疾病史方面应注意过去所患疾病、治疗过程或方法、所用药物，膳食调查需要咨询者填写食物记录表、一天的活动记录或食物频率表；③分析阶段　膳食调查的数据可通过相关软件进行计算，评价咨询者的膳食情况（热能、营养素与 DRIs 进行比较，产热营养素的比例，优质蛋白质比例，三餐能量分配），然后结合获得的其他资料（测量指标、病史和饮食史）分析顾客存在的主要营养问题；④提出营养改进方案　针对咨询者主要的营养问题，提出具体的营养改进方案，例如饮食治疗原则、食谱设计、饮食习惯的改变、营养补充剂的使用、食物的烹调加工方式以及体力活动能量的消耗等方面；⑤咨询效果的反馈和方案的改进　根据咨询者反馈的营养改进方案的效果，对方案进行完善和改进。

四、心理疏导的咨询

心理疏导源于心理咨询，两者相同之处在于都以言语交流的方式来进行咨询或疏导。但心理疏导又不同于心理咨询，不同之处在于：①适用对象不同　心理咨询最一般、最主要的对象，是健康人群或存在心理问题的人群，它有别于健康人群，心理疏导适用于一般性心理问题的调试，更多用于解决发展性心理调节；②工作性质不同　心理咨询是一种心理治疗辅助行为，而心理疏导是一种协助自我调节的支持行为；③主体要求不同　心理咨询需要工作主体掌握比较全面的、系统的心理学理论和应用技术，而心理疏导要求工作主体掌握必要的心理学知识和心理疏导技术以及所在社会分工领域的专业知识；④服务方式不同　心理咨询一般需要具备心理咨询机构的基本条件来进行辅助治疗性服务，而心理疏导更多是融合在具体社会分工的职业能力中，提高岗位效能或生活适应能力；⑤目标预期不同　心理疏导面对的主要是自我改善和效能提升问题，而心理咨询主要面对的是行为矫正和心理辅助治疗问题。

心理疏导通常包括咨询关系建立、资料收集、分析与诊断、咨询与治疗、结束咨询5个步骤。

首先是咨询关系建立。良好的咨询关系的建立是有效咨询的前提。良好有效的咨询关系是指咨询者与求询者之间存在一种相互信赖、充分理解、彼此坦诚相待的特定人际关系。友好、相互信赖的咨询关系，从第一次见面时就应开始培养。首先，咨询者要服饰整洁、仪态大方、举止得体、热情关切，给求询者良好的第一印象。其次，咨询者要体会到求询者的处境，应帮助求询者并使他得到充分的鼓励与支持，愿与咨询者接近、交谈，申诉他的心理问题，使他觉得咨询后有希望改善他的问题，对心理咨询感兴趣。最后，对首次咨询者要耐心倾听，耐心细致地倾听求询者叙述是对其的鼓励和安慰。

其次是资料收集。收集资料的目的是弄清求询者的问题背景，以利于决定从何入手分析问题。收集内容包括：①求询者的基本情况　如姓名、性别、民族、年龄、籍贯、家庭地址、所在学校及班级等；②前来求询的主要问题及要求　包括心理问题及行为问题的表现、产生的时间、对生活的影响、希望得到何种帮助；③求询者的家庭境况　如父母的姓名与职业、文化程度、教育方式、宗教信仰、个性特征、健康状况等，尤其要了解家庭气氛与亲子关系的状况；④身体发育及健康状况如是否得过大的疾病，是否容易疲劳、容易生病，吃饭与睡眠情况等。收集资料的基本方法有填表法、观察法、谈话法、调查法等。

第三是分析与诊断。这个过程要明确2个问题：①确定求询者是否适宜作心理疏导　心理疏导适用于一般性心理问题的调试，有严重的心理障碍和精神异常者不适宜做心理咨询；②确定求询者询问问题的类型、形成的原因及深层心理机制　首先要区分其心理活动是属于正常还是异常，其次要进一步弄清问题形成的原因及深层心理机制。

第四是咨询与治疗。心理疏导的内容包括：①耐心倾听被辅导者的倾诉，给予被辅导者相应的安慰和鼓励；②进行必要的心理测查；③对被辅导者的理论学习进行辅导；④对被辅导者的日常生活进行督促；⑤进行现场演练以提高被辅导者的生活技能和情感体验水平；⑥帮助被辅导者及时化解生活中遇到的困惑。通过这些内容高效、科学、规范地实施，可以达到给予被辅导者情感支持、激励被辅导者摆脱生活困境的信心和勇气、让被辅导者更全面准确地了解自己、让被辅导者学会管理自己并建立良好的生活习惯、纠正被辅导者的错误观念以期提高其对现实问题的分析水平、获得积极情感的体验的目的。体重管理相关的心理疏导是在对顾客提供体重控制保健服务过程中，运用心理学原理及相关辅导手段引导顾客了解与掌握体重控制特点、建立控制体重的信心、改善人体指标，达到体重控制的健康管理目标。主要方法包括：①心理健康讲座辅导　由技能人员对多名顾客共同参与所进行的讲解体重控制知识的现场心理辅导活动；②人与人的交流辅导　由技能人员对单个顾客进行的、通过针对顾客表现的心理障碍现象进行的、以克服顾客体重控制心理障碍、恢复顾客心理健康平衡为目的的现场心理辅导活动；③通讯心理辅导　通过邮件、电话、网络等通讯方式，为顾客提供的远程心理辅导活动。咨询内容、目的、方法确定后，就要与求询者一起研究制订咨询方案。方案中要有明确的咨询目标、步骤、咨询活动的形式、时间安排、会见次数等。咨询方案的确立应是由咨询双方共同完成的，或者至少要得到求询者的认可和同意。在咨询过程中既可以是指导性的建议，也可以是认识上的疏导或规劝，还可以是治疗措施的落实或逐步实施。在实施咨询的过程中，咨询者要鼓励、协助求询者实践新的行为。

最后是结束咨询。这个过程要完成的工作包括：①综合资料，总结解释　在咨询过程中，咨询者随时从求询者那里了解其性格特点、应对方式及形成心理困扰的深层心理机制，并不时地给求询者解释、说明，以使求询者了解自己的行为方式，习得新的行为反映；②举一反三，学习应用　心理咨询的最高目的是希望求询者能把在咨询过程中学习到的新知识、新经验应用到日常生活之中，促其发展、成长，在咨询结束阶段，咨询者应有意识地引导求询者将在咨询中提高的对某一事物的认识扩展到其他事物，帮助求询者真正掌握咨询中学到的新东西，以便在日后脱离了咨询者仍可自己应付周围环境，自行处理所遇到的困难；③愉快自然，结束咨询　求询者对自己有信心后，既可结束咨询，也可采取渐次结束的办法，即渐次减少会谈的次数，在不声不响中结束咨询，还可明确决定停止咨询日期，隔一段时间，再同求询者进行短期会谈，追踪求询者咨询结束后的适应情况如何。

五、运动指导的咨询

相关研究结果表明：①中小强度长时间有氧运动以脂肪氧化分解为主提供能量；②运动后过量氧耗可提高机体代谢率，增加脂肪消耗量；③有氧运动能增强心肺功能，提高中枢神经系统调节能力，提高肌力，减少肥胖者体内存在的影响健康的危险因素，改善代谢综合征，增强体质，促进健康。大肌肉群参与的动力型、节律性的有氧运动，如步行、跑步、游泳、自行车、健美操和水中运动等，是减肥的主要方法；力量性练习不仅能降低体脂，还可以改善体型，增强肌力，力量练习主要是进行躯干和四肢大肌群的运动，既可利用自身体重进行仰卧起坐、下蹲起立的方式，也可利用哑铃、拉力器等器械进行锻炼。

运动指导是根据患者的评估及危险分层，给予有指导的运动。其中运动处方的制订是关键。需要特别强调的是，运动方案必须根据患者的实际情况制订，即个体化原则，但应遵循普遍性的指导原则。经典的运动康复程序包括3个步骤。

第一步是准备活动，即热身运动，多采用低水平有氧运动，持续5~10min，目的是放松和伸展肌肉、提高关节活动度和心血管的适应性，预防运动诱发的心脏不良事件及预防运动性损伤。

第二步是训练阶段，包含有氧运动、抗阻运动、柔韧性运动等，总时间为 30 ~ 90min。其中有氧运动是基础，抗阻运动和柔韧性运动是补充。

有氧运动能提高脂肪氧化供能比例，增加脂肪消耗量，降低体脂肪率，有氧运动能提高心血管系统和呼吸系统机能能力，改善代谢综合征，增强体质，促进健康。常用的有氧运动方式有行走、慢跑、骑自行车、游泳、爬楼梯，以及在器械上完成的行走、踏车、划船等，每次运动时间为 20 ~ 40min，建议初始从 20min 开始，根据运动能力逐步增加运动时间。运动频率为 3 ~ 5 次/周，运动强度为最大运动强度的 50% ~ 80%。体能差者，运动强度水平设定为 50%，随着体能改善，逐步增加运动强度。对于体能优者，运动强度建议设为 80%。常用的确定运动强度的方法有：①心率储备法 该方法最为常用，通常以目标心率 =（最大心率 - 静息心率）× 运动强度% + 静息心率计算；②无氧阈法 无氧阈水平相当于最大摄氧量的 60% 左右，此参数需通过运动心肺试验或血乳酸阈值获得，需一定的设备和熟练的技术人员；③目标心率法 在静息心率的基础上增加 20 ~ 30 次/min，体能差的增加 20 次/min，体能优的增加 30 次/min，此方法简单方便，但欠精确；④自我感知劳累程度分级法 多采用 Borg 评分表(6 ~ 20 分)，通常建议在 12 ~ 16 分范围内运动。心率储备法、无氧阈法、目标心率法、自我感知劳累程度分级法中，前 3 种方法需心电图负荷试验或心肺运动负荷试验以获得相关参数，推荐联合应用上述方法，尤其是应结合自我感知劳累程度分级法。

抗阻运动主要提高肌肉力量和增加肌肉体积。根据负荷和发展力量性质，抗阻运动可分为绝对力量训练、速度力量训练和力量耐力训练。超重和肥胖者在有氧运动后，主要通过速度力量和力量耐力训练提高肌肉体积和肌肉力量。力量训练后可提高代谢率以扩大和巩固有氧运动的效果。抗阻运动的形式多为循环阻抗力量训练，即一系列中等负荷、持续、缓慢、大肌群、多次重复的阻抗力量训练，常用的方法有利用身体质量(如俯卧撑)、哑铃或杠铃、运动器械以及弹力带，其中弹力带具有易于携带、不受场地及天气的影响、能模仿日常动作等优点，特别适合基层应用。每次训练 8 ~ 10 组肌群，躯体上部和下部肌群可交替训练，每周 2 ~ 3 次或隔天 1 次，初始推荐强度为上肢为一次最大负荷量的 30% ~ 40%，下肢为 50% ~ 60%，Borg 评分 11 ~ 13 分。应注意训练前必须有 5 ~ 10min 的有氧运动热身，最大运动强度不超过 50% ~ 80%，切记运动过程中要用力时呼气，放松时吸气，不要憋气。

柔韧性运动能明显提高关节活动度，提高骨骼肌的收缩能力和舒张放松能力，提高骨骼肌的弹性和伸展性，提高身体塑形效果。训练原则应以缓慢、可控制的方式进行，并逐渐加大活动范围。训练方法为每一部位拉伸时间 6 ~ 15s，逐渐增加到 30s，如可耐受可增加到 90s，期间正常呼吸，强度为有牵拉感觉的同时不感觉疼痛，每个动作重复 3 ~ 5 次，总时间 10min 左右，每周 3 ~ 5 次。

第三步是放松运动，放松运动是运动训练中必不可少的一部分，有利于运动系统的血液缓慢回到心脏，避免心脏负荷突然增加而诱发心脏事件。放松方式可以是慢节奏有氧运动的延续或是柔韧性训练，根据患者病情轻重可持续 5 ~ 10min，体脂肪率越高或肥胖并发症风险越大者放松运动的持续时间宜越长。

项目三　健康教育

【学习目标】

能够根据个体或群体情况选择合适的体重管理相关的健康教育材料及教育方式；能够编写制作健康教育宣教资料。

【掌握内容】

本模块考核比重为 10%，重点掌握科普讲座技巧和传播材料制作程序，策划书撰写任务。

【任　务】

一、健康教育需求评估

健康教育指通过系统地调查、测量，收集各种有关事实资料，并对这些资料进行分析、归纳、推理、判断，确定与健康问题相关的行为问题及其影响因素，以及可利用资源的过程，旨在为制订科学、合理的健康教育计划提供证据。健康教育首先需要对目标人群进行全面评估，从而找到其健康问题，并且分析这些问题的原因和影响因素，依据格林模式的健康教育评估包括：①社会诊断　确定目标人群的生活质量，评估影响生活质量的主要问题，通过社会诊断，我们可以了解对象人群的健康状况、生存环境等情况，生活质量主要通过问卷调查或访谈、座谈会、小组讨论等半定量和定性方法获取；②流行病学诊断　确定健康问题有哪些以及应优先解决的健康问题，包括健康问题分布、健康问题危害，利用目标社区和对象人群疾病/健康问题的资料，健康教育工作者应该着手找出需要优先解决的健康问题，并确定健康教育干预计划的目的和目标；③行为诊断　区分影响健康的行为因素和非行为因素，并分析行为的重要性和可变性，从而确定优先干预的行为，行为诊断通常采用现场调查、查阅文献资料、专家咨询等综合方式进行；④教育与生态诊断　分析影响行为的因素，包括倾向因素、促成因素、强化因素，教育与生态诊断是健康教育诊断的关键，通常采用直接在目标人群中开展定量和定性调查，同时辅以查阅资料、专家咨询、现场观察等方法获取资料，再进行深入细致的分析来完成；⑤管理与政策诊断　管理诊断的核心内容是组织评估和资源评估，政策诊断的主要内容是审视社区现有的政策状况，管理与政策诊断主要通过查阅资料、专家咨询、定性调查等方式进行。

（一）问卷调查

问卷调查的优点包括：①具有效率性　问卷调查使用得非常广泛，其最大的优点就是简单易操作、节省经济开支，不需要调查人员入门入户地挨个调查搜集资料，可以采用团体进行的方法，也可以通过邮寄的方法发出问卷，或者刊登在报纸杂志上，问卷调查不但可以节省人力、物力、财力和时间，还可以在短时间内调查到很多人，因此，问卷调查是具有很高的效率，适用于计算机处理数据，节省分析的费用和时间；②具有客观性　问卷调查一般不需要在问卷上署名，使用报纸杂志和邮寄的方式时也不需要署名，被调查者可以畅所欲言地表达自己内心的真实想法和情况，如果调查问卷中有涉及隐私问题，以署名的方式可能会导致被调查者不愿意表达真实意愿，而匿名状态下的问卷调查则可以无所顾忌；③具有统一性 问卷调查对所有的被调查者都是使用同一问卷进行提问，这样有益于对被调查者在同一情况下进行比较分析，又能调查出与社会不同意识的被调查者，并可以对个体情况进行分析；④具有广泛性 问卷调查不受人数、范围限制，在设计方面给出的可能回答范围一般是由调查对象做选择，这样也方便调查对象对调查内容更好的理解，由于问卷调查大多是以封闭型方式进行调查，因此在资料整理过程中，可以对答案进行编码并以数据输入，以便进行定量的处理和分析。

问卷调查的缺点包括：①缺乏弹性 大部分的问卷调查都是由问卷设计者预先设计好了回答范围，这使得被调查者作答比较受限，可能会遗漏一些细致、深层的信息，对于复杂的问题，简单的答案并不能够获取到需要的丰富信息；②容易误解 发放的问卷是由被调查者自由作答的，而调查者为了不给被调查者压力，一般不会当场检查答案是否正确或者是否有遗漏，这样容易出现被调查者漏答、错答等一些问题；③回收率和有效率较低 在问卷调查中，问卷的回收率和有效率有一定的比例才能让调查资料有代表性和价值，通过邮寄出去的问卷，回收率往往不高，因为其对调查对象没有任何约束，如果不是自愿和自觉，往往收不回来问卷，这对调查样本造成了很大的影响。

问卷调查的操作步骤：①目的和内容 问卷设计的第一步是把握调研的目的和内容，需要认真讨论调研的目的、主题和理论假设，并细读研究方案，向方案设计者咨询，与他们进行讨论，将问题具体化、条理化和操作化，即变成一系列可以测量的变量或指标；②搜集资料 搜集有关资料的目的是帮助研究者加深对所调查研究问题的认识，为问题设计提供丰富的素材，形成对目标总体的清楚概念；③确定调查方法 要考虑到不同类型的调查方式对问卷设计的影响度，要根据不同的调查方式（面访调查、电话访问、计算机辅助访问）设计不同的对话风格，以期减小偏差；④确定内容 以确定的访问方法类型为基础，设计问答内容，要兼顾到每个问答题应包括什么、由此组成的问卷应该问什么、是否全面与切中围绕核心等问题；⑤决定结构 一般来说，调查问卷的问题分为开放性问题和封闭性的问题，前者由被调查者用自己的语言自由回答且不具体提供选择答案的问题，后者则规定了一组可供选择的答案和固定的回答格式。

（二）小组讨论

小组讨论法是定性研究方法的一种，它是指一个小组的成员在一个主持人的带领下，根据研究目的，围绕某个问题或某项研究主题，进行自由的自愿的座谈讨论，其实质就是以小组为组织形式，借助小组成员之间的协作，完成特定的任务。小组讨论法的优点包括：①允许当场发表不同观点；②有利于形成最终决策；③由于数据分析是由几个人共同完成的，所以减少了调查对象对调查员的依赖。小组讨论法的缺点包括：①费时、费钱；②有些人在公开场合可能不愿意表达自己的观点和看法；③得到的数据很难合成和分析，特别是在讨论缺乏结构性的时候。

基于以上所述，小组讨论时应注意：①明确讨论主题　讨论前应首先拟定讨论提纲，讨论提纲包括讨论目的、讨论的问题、内容及预期达到的目标；②组成小组　根据讨论的主题，选择相关的人员组成小组，小组讨论的人数一般为6~10人；③选择时间和地点　根据讨论小组人员的特点及讨论时间的长短选择讨论的时间和地点，讨论时间一般掌握在1h内，讨论地点应选择能令小组成员感觉舒适、方便的地方；④排列座位　座位的排列同样是保证小组讨论成功的重要因素，坐位应围成圆圈式或马蹄形，以利于参与者面对面地交谈。

另外，为达到目的，主持小组讨论者还应注意必要的技巧：①热情接待　主持人应提前到达会场，对每一位前来参加小组讨论的人表示欢迎；②说好"开场白"　开场白包括主持人的自我介绍、本次讨论的目的和主题，开场白应通俗易懂、简单明了，能使每一位与会者明确讨论的重要性及自身的作用；③建立融洽的关系　开场白后，可请每一位与会者进行自我介绍，以增强与会者之间的相互了解，建立和谐、融洽的关系；④鼓励发言　主持人应鼓励大家发言，对发言踊跃者给予适当的肯定性反馈；⑤打破僵局　当讨论出现沉默不语时，主持人可通过播放短小录像片、提出可引发争论的开放式问题、或个别提问、点名等方式打破僵局；⑥控制局面　当出现讨论偏离主题、争论激烈或因某个人健谈而形成"一言堂"时，主持人应及时提醒、婉转引导、礼貌插话等方式控制讨论的局面；⑦结束讨论　讨论结束时，主持人应对讨论的问题进行小结，并向与会者表示感谢。

二、健康教育材料及教育方式的选择

（一）健康教育材料的选择与加工

健康教育材料的选择与加工是健康教育效果的决定因素。为了保证材料的质量、提高传播效果，应该遵循以下程序：①分析需求和确定信息　在制订传播材料制作计划之前首先需要对目标人群的健康信息需求进行某种方式的调查，并对结果进行分析，了解目标人群与实现项目目标之间在健康信息方面有什么需求；②制订材料制作计划　在了解实际需求之后，应该根据信息内容和其他条件制订出材料制作计划，计划应该包括制作材料的种类、数量、使用范围、发放渠道、使用方法、经费预算、时间安排、评价方法以及承办人员等内容；③形成材料初稿　由专业人员和材料设计人员根据确定的信息内容、表现形式和制作计划，在一定的期限内设计出材料的初稿，对初稿的设计必须建立在对受众充分了解、对传播目标十分清楚的基础之上，最好是由经过传播材料制作培训的设计人员进行设计；④预试验　材料的设计人员（包括健康教育专业人员）将材料初稿在一定数量的目标人群中进行试验性使用，从而了解目标人群是否理解材料所传播的信息，是否喜欢材料的表现形式，有什么评论意见等；⑤生产发放与使用　在材料样稿经过预试验和修改并定稿之后，应按照计划确定生产数量、生产单位，尽快安排生产，同时需要确定发放的渠道；⑥评价　一个完整的材料制作程序除了以上5个环节以外，还应包括评价环节，评价是为了了解材料的制作过程、制作质量、分发与使用状况、传播效果等，评价活动有利于总结经验，发现不足，指导其他的材料制作活动，评价范围包括设计人员、预试验人员、制作人员、使用人员、传播对象等。

（二）健康教育干预方式的选择

健康教育的目标人群分为三级：①一级目标人群　是计划希望改变其健康相关行为，改善并促进其健康的人群，通常是健康问题直接影响的人群（如果健康问题影响的人群自身缺乏行为能力，则其监护人、照料者为一级目标人群）；②二级目标人群　指对一级目标人群采纳健康行为有直接影响的人群，通常是与一级目标人群关系密切的人（如亲属、同伴、医务人员、行政领导等）；③三级目标人群　指对计划的成功实施和计划目标的成功实现有重要影响的人群（如政策的制订者、投资者等）。

　　针对以上三级目标人群，应制订教育相应的、有针对性的干预策略：①教育策略　以增加目标人群的卫生保健知识和技能为主要目的，常用的方法包括信息传播(如讲课、讲座、小组讨论、个别指导、运用大众传播媒介及其他传播材料)、技能培训(如操作讲解、技能训练、示范与模拟、观摩学习等)、组织方法(包括社区开发、社区活动等)3个类型，但在实践中通常是因地制宜，综合地运用各种方法，以达到最佳教育效果；②社会策略　包括发展和运用政策、法规、规章制度，来鼓励人们形成并巩固促进健康行为，规范和约束人们的危害健康行为；③环境策略通过改善和创造支持性环境，促进有益于健康行为的形成和巩固。

三、健康科普讲座

　　科普讲座是一种"面对面"式的互动交流，具有很强的现场感，这种优势是电视、广播等大众媒体所不具备的。它的特点就是直接性，科普讲座活动中，每一位参与者都有充分的反馈机会，能获得的反馈机会多、规模小、范围易控制。

　　健康科普讲座讲稿的准备要兼顾以下几点：①了解受众的基本情况(年龄层次、文化水平、知识结构)，确定自己的演讲内容是受众感兴趣的、想知道的；②语言必须深入浅出，尽量避免应用过多专业的知识或语言、名词；③内容科学、正确、实用，遵循"贴近现实、贴近生活、贴近群众"的原则；④选择参与者最关心的知识点，向参与者展示的应当是他们所不知道的、他们想知道的、他们也应该知道的知识；⑤对于有学术争议的内容，应采用主流认识和公认的知识。

四、传播材料的制作

(一)制作技巧

1. 讲课准备

首先要了解教育对象的特点(如年龄、职业、文化程度)，关注哪些健康问题，目前的健康知识、技能水平等。PPT的设计与制作应选择庄重、明快的幻灯片设计，如背景颜色选择蓝色、白色，页面设计简单。

2. 同伴教育

(1)征募同伴教育者

在与同伴交流时，思维敏捷、思路清晰，有感召力；具备良好的人际交流技巧、与目标人群有相似的社会背景，应持客观态度、公正立场；充满自信、富有组织和领导才干，能成为行为的典范。

（2）培训同伴教育者

使同伴教育者了解项目目标、干预策略与活动，了解同伴教育在其中的作用，掌握与教育内容有关的卫生保健知识和技能；掌握人际交流的基本技巧和同伴教育中使用的其他技术。

（3）实施同伴教育

以一定的组织方式在社区、学校、工作场所等地开展同伴教育。

（4）同伴教育评价

主要关注同伴教育实施的过程和同伴教育者的工作能力，可以采用研究者评价、同伴教育对象评价、同伴教育者自我评价的形式进行。

3. 演示与示范

（1）演示的准备

列出演示过程清单，然后准备清单上所需实物或模型，选择有足够空间的演示场所，方便学员围绕在教育者周围进行近距离观察。

（2）演示过程

按照操作规程，演示者应面对教育对象，便与他们观察操作步骤和细节，操作节奏应放慢，关键环节可以适当进行强调或重复，操作演示结束后，培训者应向培训对象提问，考查学员是否掌了握操作要点。最后还应对关键知识点和操作要点进行小结。

（二）针对个体的传播材料的使用

1. 传单

放置于社区卫生服务机构中，当居民来就诊时发放给他们，要求文字简明、通俗易懂，便于居民阅读、理解。

2. 折页

特点是图文并茂、简单明了、通俗易懂，适合文化程度较低的居民，放置在卫生服务机构中的候诊区、诊室、咨询台内供居民自取，也可以在门诊咨询或入户访视时发放给居民，并进行讲解或演示。

3. 手册（小册子）

以文字为主，特点是信息量大、内容丰富、系统完整、可读性强。健康手册信息量大，适合初中及以上文化程度有阅读能力的人群系统地学习某一方面的知识、技能。

（三）针对群体的传播材料的使用

1. 宣传栏

适宜于宣传目标人群共同需要的卫生知识，如及时跟进健康问题的动态、国家卫生政策法规、季节性疾病、社区健康问题、重大疾病重点人群健康教育、不同时期的热点问题。

2. 招贴画（海报）

画面通常由少量文字和较为突出的主题图构成，主要用于唤醒人们对某个健康问题的关注、传播健康知识。可以张贴在社区、医院的宣传栏中，或贴于居民楼道、电梯里以及社区卫生服务中心（站）室内，信息简洁、突出。

3. 标语（横幅）

一般都是为制造舆论、渲染气氛而采用。文字少，字号大，一般是选择最重要的信息进行传播，所以内容需要简练、通俗。

4. DVD

属于影像材料，其特点是直观、生动，以声音和影像的形式传播健康知识、技能，可以重复使用且信息稳定，可在卫生服务机构的候诊区域、教育室、企事业单位、学校、社区等场所组织播放。需要有配套的设施设备（如影碟机），并安排专人管理。

附　录

个体超重或肥胖的干预实验设计

一、信息采集

收集基本信息、健康信息(历年体检报告、门诊记录、住院记录)。

二、首次面谈(问诊)

(一)超重或肥胖病史

1. 超重或肥胖发展的回顾

从何时起体重开始增加？每年大概体重或体重增幅大小？当时出现体重增加的原因是什么(吃的多、运动少、生活习惯发生变化、压力)？

2. 历年体重

既往记忆年度体重增减规律，主要涉及是逐年增加(每年增千克)还是突然增加？

3. 体重增加后的心理变化

变得懒惰了？没有运动激情了？好累且不想动？胖点没关系？

(二)体重增加后存在的健康问题

1. 阶段Ⅰ

乏力、易困嗜睡、轻微呼吸困难、打鼾、轻度脂肪肝、内分泌紊乱、黑色棘皮症、便秘。

2. 阶段Ⅱ

高血压、高血脂、2型糖尿病、冠心病、冠脉支架术后、脑血管病、睡眠窒息症、关节炎、痛风、多囊卵巢综合征、中重度脂肪肝等。

3. 阶段Ⅲ

心肌梗死(心脏病发作)、心力衰竭、动脉粥样硬化、肝硬化、感觉和运动障碍，糖尿病并发症如眼底疾病或肾功能衰竭，严重抑郁症或者有自杀倾向等。

(三)生活方式调查

饮食、吸烟、饮酒、运动锻炼习惯，环境健康。

(四)膳食情况调查

膳食结构、不良的饮食习惯(偏爱甜食、饮酒、吃肉、面食、碳酸饮料等)、其他。

(五)运动情况调查

运动史、运动现况、运动禁忌证。

三、超重或肥胖的原因

(一)遗传与环境因素

相当多的肥胖者有一定的家族倾向,父母肥胖者其子女及兄弟姐妹间的肥胖者亦较多,大约有 1/3 左右的肥胖与父母肥胖有关。

(二)物质代谢与内分泌功能的改变

肥胖者的物质代谢异常,主要是糖代谢、脂肪代谢的异常,内分泌主要是胰岛素、肾上腺皮质激素、生长激素等内分泌功能的改变。

(三)能量摄入过多,消耗减少

能量摄入过多主要表现在食欲亢进,消耗减少是因为活动量减少及摄入与排出的不平衡。

(四)脂肪细胞数目的增多与肥大

脂肪细胞数目的逐渐增多与年龄增长及脂肪堆积程度有关,很多从小儿时期开始肥胖的人,成年后仍肥胖则体内脂肪细胞的数目就明显增多;而缓慢持续的肥胖则既有脂肪细胞的肥大又有脂肪细胞的增多,一个肥胖者的全身脂肪细胞可能比正常人体脂肪细胞增加 3 倍以上。

(五)神经精神因素

表现为对某种食物的强烈食欲,以及人们通过视觉、嗅觉和人为地吞食比赛的刺激反射性地引起食欲,食量倍增,还有某些精神病人的食欲亢进症等。

(六)生活及饮食习惯

如欧洲人过多地食肉及奶油、游牧民族大量食肉、南非人过多食糖等。

(七)其他因素

如性别不同、年龄差异、职业考虑、环境因素、吸烟饮酒等。

四、超重或肥胖判定标准和等级评估

(一)判定标准

BMI 指数反映了身高与体重之间的关系,又与体脂含量密切相关,

BMI是体现人体充实度的一项重要指标，国际上通常把其作为衡量人体胖瘦程度的标准之一。BMI指数的大小不仅影响人体其他机能和素质指标的变化，而且直接关系到人的健康状况。因此，这一常数也常常作为体重是否健康的衡量标准。

中国成年人体重指数（BMI）分级标准

BMI	评估
＜18.5	体重过低
18.5～24.0	体重正常
24.0～28.0	超重
≥28.0	肥胖

（二）等级评估

WHO制订的体重指数分级

分类	BMI
体重过低	＜18
正常体重	18～25
肥胖0期	25～30
肥胖1期	30～35
肥胖2期	35～40
肥胖3期	≥40

五、相关并发症及并发症的风险评估

肥胖并发高血压；肥胖并发冠心病和各种心脑血管疾病；肥胖并发糖尿病和高脂血症；肥胖并发肺功能不全；肥胖并发脂肪肝；肥胖并发生殖－性功能不全等。

六、体重控制的目的

关注健康，改善症状；保持身材，增加自信；生育问题（不孕不育）；婚姻恋爱问题；职业要求（公务员、空姐等）；媒体人员（上镜需要）；学生（体育达标）；无目的，被强迫。

七、干预和控制计划

(一)干预计划制订的目的

制订常规干预的内容，提供干预依据，使得干预过程规范和标准化；每个类型的患者都需要制订个性化的内容，提供个性化的服务，以提升客户价值；按照干预计划进行干预，会更有针对性；过程清晰，目标明确；顺利达到减重目标，教会他们减轻体重的具体方法。

(二)干预计划制订的依据

以超重或肥胖的原因、饮食生活习惯、心理行为状态、干预目的和目标、期望值为基础，从饮食、运动、行为心理、互动4个方面制订。

(三)制订干预方案

1. 标准型营养干预

依照三级预防的原则进行管理干预。一级预防是针对大众和容易发生肥胖的高危人群，通过健康教育营造健康的生活和社会环境，促进健康饮食习惯和规律的体力活动等，从而预防超重和肥胖的发生。二级预防主要针对已经发生超重和肥胖的患者，进行肥胖诊断、分类和并发症/合并症评估，并给予强化生活方式及行为干预治疗，必要时进行药物治疗，预防体重进一步增加和与肥胖相关的并发症的发生，并定期进行随访。三级预防采用生活方式干预、行为修正联合减重治疗的方式，评估各种代谢指标是否达标，评估伴发疾病的控制状态，预防并发症/合并症的发生和进展，达到减轻或改善肥胖相关并发症、预防疾病进一步发展的目的。

2. 饮食指导

根据患者的爱好、习惯、就餐环境等饮食情况给予建议，根据基础代谢、运动量、原来饮食量和体重变化对能量摄入进行调整。

3. 心理行为指导

针对肥胖原因给予纠正，从被动、无知到主动认识，积极配合，达到最佳效果，建立良好的生活方式。

4. 运动干预指导

培养运动意识，建立运动习惯，并且长期坚持，根据个人喜好和执行能力制订，原则上至少每周进行3次以上每次30min的有氧运动(如快走、骑自行车、跑步、游泳、健美操、跳绳等)。

5. 互动指导

提醒超重或肥胖者及时上网记录、学习并保存好体重管理手册备查，主动反馈干预中的效果和任何问题，输入营养师电话号码，积极互动。

6. 维持体重方案

结合金字塔饮食落实到具体的三餐，以及生活习惯和行为纠正的具体手段，纠正肥胖原因。

群体超重或肥胖的干预实验设计

一、群体和目标

（一）群体

主要由遗传因素及营养过度引起的肥胖，称为单纯性肥胖。单纯性肥胖是各类肥胖中最常见的一种，约占肥胖人群的95%左右。这类病人全身脂肪分布得比较均匀，没有内分泌紊乱现象，也无障碍性疾病，其家族往往有肥胖病史。儿童的肥胖大多属于单纯性肥胖，WHO评价儿童肥胖的诊断标准为：依标准体重为准，≥20%为轻度肥胖，≥30%为中度肥胖，≥50%为重度肥胖。

（二）目标

1. 现状的调查分析

通过调查幼儿园儿童的肥胖状况、家长对儿童肥胖的重视程度及幼儿的饮食、生活习惯，寻找出导致儿童肥胖的主要原因。

2. 肥胖干预的方法和途径

指导老师、家长了解控制肥胖儿童体重的方法，使儿童养成良好的饮食生活习惯，保护儿童的健康。

二、研究方法和过程设计

（一）研究方法

包括行动研究法、调查法、个案法、经验总结法。

（二）过程设计

1. 前期准备阶段

确定人员，成立团队；收集相关资料、制订方案、设计调查问卷。

2. 调查研究阶段

调查全园 2 ~ 6 岁儿童肥胖发生的现状；分析影响 2 ~ 6 岁儿童肥胖发展的因素。

3. 方案实施阶段

进行实验前测试，撰写调查报告；制订实施方案，确定肥胖儿童干预控制指导内容（对遗传、家长老师的重视程度、合理营养、运动、生活、作息时间的调查分析，对肥胖儿童进行干预及控制指导的教育目标、内容的研究），确定肥胖儿童干预及控制指导的途径和方法（对教师、保育员、家长的培训、开展个案研究等以提高指导者的能力，针对不同的类型、不同要求开展针对性、有效性、目的性的不同干预与指导）；总结有效经验；进行实验后的效果测试。

4. 总结整理阶段

统计整理资料；撰写实验报告。

三、方案实施

（一）家长问卷调查和分析

肥胖儿童的家庭状况与家长的素质参差不齐，家长的重视程度不一。因此要指导好各个家庭对肥胖幼儿的干预及控制，必须深入每个儿童家庭，去了解他们家庭情况、家长文化素养，了解家长对孩子的心理欲望与对肥胖知识的了解程度，才能做到有的放矢地个别指导，才能使指导有针对性、有实效性、有目的性，才能真正解决家庭教育中所存在的一些问题。

超重或肥胖儿童家长调查问卷

孩子姓名_____   班级_____

家长姓名_____   性别_____

各位家长你们好：

通过对在园儿童的身高、体重普查结果的分析，我们发现儿童的肥胖率在逐年上升，而且肥胖症还有越来越低龄化的趋势。为了小朋友的健康，我园特设此卷，以便让我们更全面地了解孩子的情况，研究出更好的控制措施，促进孩子的健康发展。

希望您能如实填写以下内容，谢谢配合！

附　录

1. 您本人身是否超重或肥胖（　）

    （1）没有　　　　　　　　（2）轻度　　　　　　　　（3）重度

2. 您爱人是否超重或肥胖（　）

    （1）没有　　　　　　　　（2）轻度　　　　　　　　（3）重度

3. 您来幼儿园了解孩子生长发育情况的频率（　）

    （1）经常　　　　　　　　（2）偶尔　　　　　　　　（3）从不

4. 孩子来园往返途中是否经常步行（　）

    （1）经常　　　　　　　　（2）偶尔　　　　　　　　（3）从不

5. 您鼓励督促孩子进行运动锻炼的频率（　）

    （1）经常　　　　　　　　（2）偶尔　　　　　　　　（3）从不

6. 您约定孩子看电视和打电脑的频率（　）

    （1）经常　　　　　　　　（2）偶尔　　　　　　　　（3）从不

7. 您带孩子外出的频率（　）

    （1）经常　　　　　　　　（2）偶尔　　　　　　　　（3）从不

8. 您为孩子提供合理膳食的频率（　）

    （1）经常　　　　　　　　（2）偶尔　　　　　　　　（3）从不

9. 您鼓励和督促孩子不挑食、不偏食的频率（　）

    （1）经常　　　　　　　　（2）偶尔　　　　　　　　（3）从不

10. 您认为孩子现在的体重是否正常（　）

    （1）是　　　　　　　　　（2）否

11. 您是否愿意调整孩子的饮食结构（　）

    （1）是　　　　　　　　　（2）否

12. 您是否愿意用记"日记"的方式来记录孩子的饮食、运动情况（　）

    （1）是　　　　　　　　　（2）否

13. 您是否认为白开水是最好的饮料（　）

    （1）是　　　　　　　　　（2）否

14. 您和您的爱人对儿童超重或肥胖的矫治态度是否一致（　）

    （1）是　　　　　　　　　（2）否

15. 您是否知道造成孩子超重或肥胖的原因（　）

    （1）是　为_____　　　（2）否

16. 您孩子的生活作息时间是否有规律（　）

（1）是　　　　　　　（2）否

×××× 年 × 月 × 日

该调查问卷 1～2 问提示遗传对子女的影响、3～9 问提示父母对肥胖发展的关注与重视程度、10～16 问提示父母对肥胖儿童所采取的矫治措施与态度。该调查问卷的目的为：①父母遗传对儿童体重的影响　儿童超重或肥胖，其家族往往有肥胖病史；②家长的关注程度对儿童体重的影响　家长关注度低的儿童超重或肥胖发生率高，尤其是轻度肥胖的儿童，通常会被家长界定为"健壮"；③家长意识淡薄对儿童体重的影响　缺乏调整饮食结构、加强运动、控制孩子看电视和玩电脑的时间的家庭中，儿童超重或肥胖的风险增加。

（二）教师问卷调查和分析

虽然转化肥胖儿童的关键是家长的认识和配合，但班级教师的指导督促也具有很重要的作用，只有保健老师、班级教师和家长三者密切配合才能出成效。作为幼儿园教师，对肥胖儿童干预及控制指导的热情一定要高，要注意针对每个肥胖儿童的不同特点进行个案分析，定期做好个案记录，帮助他们制订出控制体重并行之有效的方案，并且经常跟踪其家长以了解情况，便于进一步指导督促实施。

超重或肥胖儿童教师调查问卷

孩子姓名_____　　　　　　班级_____

教师姓名_____　　　　　　性别_____

各位老师：

通过对在园儿童的身高、体重普查结果的分析，我们发现儿童的肥胖率在逐年上升，而且肥胖症还有越来越低龄化的趋势。为了小朋友的健康，我园特设此卷，以便让我们更全面地了解孩子的情况，研究出更好的控制措施，促进孩子的健康发展。

希望您能如实填写以下内容，谢谢配合！

1. 肥胖儿童对我园矫治措施有无反感（　　）

A 无　　　　　B 有

2. 矫治措施对肥胖儿童有无产生巨大压力（　　）

　　　　A 无　　　　　B 有

3. 肥胖儿童的父母是否支持(　　)

　　　　A 否　　　　　B 是

4. 肥胖儿童有无减肥意识(　　)

　　　　A 无　　　　　B 有

5. 您是否关注你们班级的肥胖儿(　　)

　　　　A 否　　　　　B 是

6. 您是否及时纠正幼儿不良的饮食和生活习惯(　　)

　　　　A 否　　　　　B 是

7. 您认为肥胖儿童是否有必要矫治(　　)

　　　　A 否　　　　　B 是

8. 您有无好的方法或建议(　　)

　　　　A 无　　　　　B 有

××××年×月×日

　　该调查问卷的目的：①树立正确指导思想　由于教育教学的压力，使得教师无暇顾及家长指导工作，客观造成思想上的淡薄，加之部分家长的不配合，导致教师缺乏积极性；②健全规范操作层面　因种种客观条件的制约，家长指导工作只是"零打碎敲"式的，且形式较为单一，一般就以开家长会的形式讲几个讲座；③规范科学干预理念　因为对肥胖儿童家长进行指导工作，基本没有系统的指导内容，因而指导上存在着很大的局限性，也难免出现指导上的"盲点"，指导效果不言而喻。

(三)内容体系构建

1. 干预及控制指导的目标

　　开展形式多样的干预及控制指导，以提高家长的素质为重点，更新老师与家长的观念，提高肥胖儿童干预及控制指导的质量，促进孩子的全面健康成长。

2. 干预及控制指导的原则

　　原则包括：①具有针对性　针对不同层次幼儿家庭、不同观念的家长分别开展指导实践；②具有操作性　注重整个肥胖儿童干预及控制指导模式具有很强的可操作性；③具有互动性　教师与家长是双主体关系，是一种互动关系，家长与家长也是一对互动体，在指导过程中，教师处在主导地位，家长则是活动的主体。

3. 干预及控制指导的内容

不同层次的幼儿家庭、不同观念的家长，需要制订不同的指导工作目标，使家长掌握不同层次、不同观念指导的基本要求、内容及方法，并根据不同内容选择不同的指导方式及开展不同类型的活动，从而有效地开展肥胖儿童干预及控制指导实践，满足幼儿及家长自身的需要和社会发展的需求，提高老师与家长干预及控制指导的水平。

构建科学、完善、高效的肥胖儿童干预及控制指导的分层分类指导模式，以改变肥胖儿童干预及控制指导现状，为幼儿的健康成长创造良好的环境，其中分层分类指导内容则是实施有效指导的关键。

（四）实施途径设计

1. 以宣传角色为单位

通过不同角色的宣传，达到家园合作肥胖儿童进行干预及控制的目的。

为了使肥胖儿童干预及控制指导更有针对性，需要按宣传角色进行划分，开展指导：①保健老师　利用宣传栏、网络、小广播、讲座的形式，向全体幼儿及教职工进行宣传；②班级老师　利用幼儿来园、离园、家园宣传栏、网络、班级会议、家访、上课等形式，向肥胖幼儿及家长进行宣传；③家长　配合幼儿园共同向自己的孩子进行个别的、一对一的宣传与教育。

2. 以年级为单位

以年级为单位进行的分层指导，主要是解决肥胖儿童干预及控制指导工作中同一年龄层次的一些共性问题。

将幼儿园的3个年级划分为3个层次分别开展指导工作：①小班年级组　主题为"入园第一步"，重点开展肥胖的危害性、单纯性肥胖相关知识、幼儿生活及良好习惯养成的指导；②中班年级组　主题为"沟通无极限"，重点开展老师怎样更好地与家长沟通、转变家长的养育观念，从而更好地做好干预及控制的工作；③大班年级组　主题为"身心两健康"，重点开展如何控制好幼儿的体重，保护幼儿健康的心理为指导。

3．以阶段测查为单位

通过对超重儿童的管理，使这些家长及早认识到自己的孩子在体重方面存在的问题和风险，从而积极采取措施，及早保护孩子的身心健康。

以 3 个月为时间段，每个阶段测量一次身高、体重，并做好阶段小结，以结果为依据与不同肥胖度的儿童家长进行有效沟通，获取家园共建采取的措施在孩子体重控制上取得的效果，必要时调整方案，帮助家长找出相应的对策，从而有实效地进行干预及控制指导。

（五）实施方法设计

1．掌握体重控制方法

一是饮食方面。限制高热量、高脂肪、高糖、高胆固醇食物的摄入；限制精细主食的摄入；限制食盐的摄入，以降低食欲。保证含蛋白质食物（鱼、瘦肉、豆类及豆制品）的摄入；保证含维生素、矿物质食物（含水分多的蔬果和含纤维多的蔬菜）的摄入，因为水分和纤维多的蔬果热量低、体积大可增加饱腹感，还可促进脂肪代谢，使脂肪难以堆积；保证每日喝 4~6 杯水，以清理脂肪，输送营养。

二是运动方面。运动项目的选择如下：①有氧体育运动　如游泳、骑自行车，溜冰或郊游，每日跑步锻炼；②日常生活中的劳动　如叠床铺被、整理玩具等。运动时间坚持每天 1h 以上，可选择每天晚餐后半小时，切忌运动后乱吃零食。保证每天有一个半小时的户外活动时间，分布在一日之中，做到动静交替。在园时老师与幼儿共同游戏，充分调动幼儿活动的积极性，促进他们主动、自发地开展活动，以达到促进幼儿健康的目的。在家时家长应创造条件，保证幼儿每天半小时的运动锻炼，指导孩子达到强健身体的目的。

三是习惯方面。首先是饮食习惯方面要做到：①控制孩子乱吃零食的不良习惯，在无饥饿感及临睡前不吃任何有热能的食物，尤其是临睡前所摄入的食物，通常因储存多消耗少而更易转化为脂肪；②吃饭时注意细嚼慢咽；③重度肥胖儿童饭前先喝菜汤。其次是养成早睡早起的良好睡眠习惯，对于嗜睡的肥胖儿童要适当地减少睡眠时间。最后是培养肥胖儿童多方面的活动兴趣，尽可能地减少他们与电视做伴的时间。

2．重视健康宣传教育

幼儿健康知识的教育（包括健康饮食的基本知识，注意合理饮食，以及肥胖的成因和危害性），控制体重的运动训练（包括正确的生活作息习惯，每天运动训练等）。

3. 家园共建健康环境

转变观念（通过家长会、家教宣传栏、家长学校、家教咨询等方式方法达成共识——儿童的健康不仅仅是不生病，而是同时要各方面发育都正常，体重不仅仅是不超标，也不是不达标），加强沟通（沟通是消除顾虑和转变观念的最佳方法，常态化举行超重、肥胖儿童干预和控制指导讨论会，明确对超重、肥胖幼儿进行矫治的重要性），丰富知识（通过家长讲座、家教咨询、家长介绍等，使家长了解、掌握健康饮食、科学运动、心理调适、控制用油量的知识，促进幼儿身体、心理健康正常发育），提供方法（家园共同参与管理，形成有利于幼儿健康的大环境。家园在体重控制方面达到高度一致性，才能使幼儿合理饮食、生活有规律）。

4. 坚持与结果反馈

由于对肥胖儿童干预及控制指导是一个较长期的连续过程，因此在整个活动中，必须非常注重活动开展的达成度，适时开展问卷调查工作，针对老师和家长开展指导讲座，对老师和家长进行样本调查，其目的征求老师与家长对这项工作是否有必要、有帮助，以及还有哪些地方是需要改进的意见。

利用网络、电话、上门家访等各种方式，向家长发放宣传单及宣传教育，转变家长的育儿观念，改变孩子不良的饮食习惯，注重平衡膳食对孩子是非常有好处的。教会肥胖儿童、超重幼儿认识红灯食品、黄灯食品和绿灯食品，从而为肥胖幼儿提供合理膳食。坚持开展运动训练，增加肥胖儿童的运动量，加强体内脂肪的消耗，减少体内脂肪的堆积，从而达到控制和减慢肥胖度增长的目的。

提高班级老师、保育员的保健意识，配合做好家长工作。在午餐时提醒肥胖儿童、超重儿童先喝汤，来减少饥饿感，再吃蔬菜和主食，这样就能达到减少主食的摄入量。进餐中提醒幼儿注意细嚼慢咽，减缓用餐的速度，指导肥胖幼儿学习克服饥饿感的各种进餐办法。在户外的运动锻炼当中，班级老师与保育员要加强对肥胖幼儿运动量的关注度，提醒和督促超重或肥胖儿童增加运动强度延长运动时间。

健康信息表

附表1　个人基本信息表

姓　名：　　　　　　　　　　　　　　　　　编号□□□－□□□□□

性　别	1男 2女 9未说明的性别 0未知的性别　□	出生日期	□□□□ □□ □□
身份证号		工作单位	
本人电话		联系人姓名		联系人电话	

性　别	1男 2女 9未说明的性别 0未知的性别 □	出生日期	□□□□ □□ □□

表格内容:

身份证号			工作单位	
本人电话		联系人姓名	联系人电话	
常住类型	1户籍　　2非户籍　　　　□	民　族	01汉族 99少数民族_____ □
血　型	1 A型　2 B型　3 O型　4 AB型　5不详／RH：1阴性2阳性3不详　　　　□/□		
文化程度	1研究生 2 大学本科 3大学专科和专科学校 4中等专业学校 5技工学校6高中 7初中 8小学 9文盲或半文盲10不详　　　□		
职　业	0国家机关、党群组织、企业、事业单位负责人 1专业技术人员 2办事人员和有关人员 3商业、服务业人员 4 农、林、牧、渔、水利业生产人员 5生产、运输设备操作人员及有关人员 6军人 7不便分类的其他从业人员 8无职业　□		
婚姻状况	1未婚　2已婚　3丧偶　4离婚　5未说明的婚姻状况　　　　　　□		
医疗费用支付方式	1城镇职工基本医疗保险 2城镇居民基本医疗保险 3新型农村合作医疗 4贫困救助 5商业医疗保险 6全公费 7全自费 8其他　　　　□/□/□		
药物过敏史	1无　2青霉素 3磺胺　4链霉素　5其他　　　　　　　　□/□/□		
暴露史	1无　2化学品　3毒物　4射线　　　　　　　　　　□/□/□		

既往史:

既往史	疾病	1无　2高血压 3糖尿病 4冠心病 5慢性阻塞性肺疾病 6恶性肿瘤_____7脑卒中 8严重精神障碍 9结核病 10肝炎 11其他法定传染病 12职业病_____13其他 □ 确诊时间　　年　月/□ 确诊时间　　年　月/□ 确诊时间　　年　月 □ 确诊时间　　年　月/□ 确诊时间　　年　月/□ 确诊时间　　年　月
	手术	1无　2有：名称①_____时间_____/名称②_____时间_____ □
	外伤	1无　2有：名称①_____时间_____/名称②_____时间_____ □
	输血	1无　2有：原因①_____时间_____/原因②_____时间_____ □

家族史	父　亲 □/□/□/□/□/□	母　亲 □/□/□/□/□/□
	兄弟姐妹 □/□/□/□/□/□	子　女 □/□/□/□/□/□
	1无 2高血压 3糖尿病 4冠心病 5慢性阻塞性肺疾病 6恶性肿瘤 7脑卒中 8严重精神障碍 9结核病 10肝炎 11先天畸形 12其他	

遗传病史	1无 2有：疾病名称　　　　　　　　　　　　　　　　　□
残疾情况	1无残疾 2 视力残疾 3听力残疾 4言语残疾 5 肢体残疾 6智力残疾 7精神残疾 8其他残疾　　　　　□/□/□/□

生活环境:

生活环境*	厨房排风设施	1无　　　2油烟机　3换气扇　4烟囱 □
	燃料类型	1液化气　2煤　　3天然气　4沼气　5柴火　6其他 □
	饮水	1自来水　2经净化过滤的水　3井水　4河湖水　5塘水 6其他 □
	厕所	1卫生厕所 2一格或二格粪池式 3马桶　4露天粪坑　5简易棚厕 □
	禽畜栏	1无　　2单设　　3室内　　4室外 □

填表方法：①基本要求　本表用于居民首次建立档案时填写，如居民的个人信息有所变动，可在原条目处修改，并注明修改时间或重新填写，失访者在空白处写明失

访原因，若死亡者写明死亡日期和死亡原因，若迁出者记录迁往地点基本情况、档案交接记录(0~6岁儿童无须填写该表)；②性别　按照国标分为男、女、未知的性别及未说明的性别；③出生日期　根据居民身份证的出生日期，按照年(4位)、月(2位)、日(2位)顺序填写(如19490101)；④工作单位　应填写目前所在工作单位的全称，离退休者填写最后工作单位的全称，下岗待业或无工作经历者需具体注明；⑤联系人姓名　填写与建档对象关系紧密的亲友姓名；⑥民族　少数民族应填写全称，如彝族、回族等；⑦血型　在前一个"□"内填写与ABO血型对应编号的数字，在后一个"□"内填写与"RH"血型对应编号的数字；⑧文化程度　指截至建档时间，本人接受国内外教育所取得的最高学历或现有水平所相当的学历；⑨药物过敏史　表中药物过敏主要列出青霉素、磺胺或者链霉素过敏，如有其他药物过敏，需在其他栏中写明名称；⑩既往史　疾病填写现在和过去曾经患过的某种疾病(包括建档时还未治愈的慢性病或某些反复发作的疾病，并写明确诊时间)，有恶性肿瘤者写明具体的部位或疾病名称，有职业病者填写具体名称，对于经医疗单位明确诊断的疾病都应以一级及以上医院的正式诊断为依据，有病史卡的以卡上的疾病名称为准，没有病史卡的应有证据证明是经过医院明确诊断的，手术填写曾经接受过的手术治疗(如有，应填写具体手术名称和手术时间)，外伤填写曾经发生的后果比较严重的外伤经历(如有，应填写具体外伤名称和发生时间)，输血填写曾经接受过的输血情况(如有，应填写具体输血原因和发生时间)；⑪家族史　指直系亲属(父亲、母亲、兄弟姐妹、子女)中是否患过所列出的具有遗传性或遗传倾向的疾病或症状，有则选择具体疾病名称对应编号的数字(可以多选)，没有列出的请在"其他"中写明；⑫生活环境　农村地区在建立居民健康档案时需根据实际情况选择填写此项。

附表2　健康体验表

姓　名：　　　　　　　　　　　　　　　　　编号□□□－□□□□□

体检日期	年　月　日	责任医生	
内　容	**检 查 项 目**		

症状	1 无症状　2 头痛　3 头晕　4 心悸　5 胸闷　6 胸痛　7 慢性咳嗽　8 咳痰　9 呼吸困难　10 多饮 11 多尿　12 体重下降　13 乏力　14 关节肿痛 15 视力模糊 16 手脚麻木 17 尿急 18 尿痛 19 便秘　20 腹泻　21 恶心呕吐 22 眼花　23 耳鸣　24 乳房胀痛 25 其他 □/□/□/□/□/□/□/□

一般状况	体　温		℃	脉　率		次/min
	呼吸频率		次/min	血　压	左　侧	／　　　mmHg
					右　侧	／　　　mmHg
	身　高		cm	体　重		kg
	腰　围		cm	体质指数（BMI）		Kg/m²
	老年人健康状态 自我评估*	1 满意　2 基本满意　3 说不清楚　4 不太满意　5 不满意				□
	老年人生活自理 能力自我评估*	1 可自理（0～3分）　　　2 轻度依赖（4～8分） 3 中度依赖（9～18分）　4 不能自理（≥19分）				□
	老年人 认知功能*	1 粗筛阴性 2 粗筛阳性，简易智力状态检查，总分				□
	老年人 情感状态*	1 粗筛阴性 2 粗筛阳性，老年人抑郁评分检查，总分				□

生活方式	体育锻炼	锻炼频率	1 每天　2 每周一次以上　3 偶尔　4 不锻炼		□
		每次锻炼时间	分钟	坚持锻炼时间	年
		锻炼方式			
	饮食习惯	1 荤素均衡 2 荤食为主 3 素食为主 4 嗜盐 5 嗜油 6 嗜糖			□/□/□
	吸烟情况	吸烟状况	1 从不吸烟　　　　2 已戒烟　　　　3 吸烟		
		日吸烟量	平均＿＿＿＿＿支		
		开始吸烟年龄	＿＿＿岁	戒烟年龄	＿＿＿岁
	饮酒情况	饮酒频率	1 从不　2 偶尔　3 经常　4 每天		□
		日饮酒量	平均＿＿＿＿两		
		是否戒酒	1 未戒酒　2 已戒酒，戒酒年龄：＿＿＿岁		
		开始饮酒年龄	＿＿＿岁	近一年内是否曾醉酒	1 是　2 否　□
		饮酒种类	1 白酒 2 啤酒 3 红酒 4 黄酒 5 其他		□/□/□/□
	职业病危害因素 接触史	1 无 2 有（工种＿＿＿＿从业时间＿＿＿年）			□
		毒物种类 粉尘＿＿＿＿＿＿＿	防护措施 1 无 2 有		□
		放射物质＿＿＿＿＿	防护措施 1 无 2 有		□
		物理因素＿＿＿＿＿	防护措施 1 无 2 有		□
		化学物质＿＿＿＿＿	防护措施 1 无 2 有		□
		其他＿＿＿＿＿＿＿	防护措施 1 无 2 有		□

续表

脏器功能	口腔	口唇 1 红润 2 苍白 3 发绀 4 皲裂 5 疱疹　□ 齿列 1 正常 2 缺齿 ┼ 3 龋齿 ┼ 4 义齿(假牙) ┼　□/□/□ 咽部 1 无充血 2 充血 3 淋巴滤泡增生　□
	视力	左眼 _____ 右眼 _____ （矫正视力：左眼 _____ 右眼 _____）
	听力	1 听见　　　2 听不清或无法听见　□
	运动功能	1 可顺利完成　2 无法独立完成任何一个动作　□
查体	眼底*	1 正常　2 异常　□
	皮肤	1 正常　2 潮红 3 苍白 4发绀 5 黄染　6色素沉着 7 其他　□
	巩膜	1 正常　2 黄染 3 充血 4 其他　□
	淋巴结	1 未触及　2 锁骨上　3 腋窝　4 其他　□
	肺	桶状胸：1 否　　2 是　□ 呼吸音：1 正常　2 异常　□ 啰音：1 无　　2 干啰音　3 湿啰音 4 其他　□
	心脏	心率：_____ 次/min　　心律：1 齐　2 不齐　3 绝对不齐　□ 杂音：1 无　　2 有　□
	腹部	压痛：1 无　2 有　□ 包块：1 无　2 有　□ 肝大：1 无　2 有　□ 脾大：1 无　2 有　□ 移动性浊音：1 无　2 有　□
	下肢水肿	1 无　　2 单侧　3 双侧不对称　4 双侧对称　□
	足背动脉搏动*	1 未触及2 触及双侧对称3 触及左侧弱或消失 4触及右侧弱或消失　□
	肛门指诊*	1 未及异常 2 触痛　　3 包块　　4 前列腺异常 5 其他　□
	乳腺*	1 未见异常 2 乳房切除 3 异常泌乳 4 乳腺包块 5 其他　□/□/□/□
	妇科* 外阴	1 未见异常　2 异常　□
	妇科* 阴道	1 未见异常　2 异常　□
	妇科* 宫颈	1 未见异常　2 异常　□
	妇科* 宫体	1 未见异常　2 异常　□
	妇科* 附件	1 未见异常　2 异常　□
	其他*	
辅助检查	血常规*	血红蛋白_____g/L 白细胞_____×10⁹/L 血小板_____×10⁹/L 其他_____
	尿常规*	尿蛋白_____ 尿糖_____ 尿酮体_____ 尿潜血_____ 其他_____
	空腹血糖*	_____mmol/L 或 _____mg/dL
	心电图*	1 正常　2 异常　□

续表

辅助检查	尿微量白蛋白*	_____mg/dL
	大便潜血*	1 阴性　2 阳性　□
	糖化血红蛋白*	_____%
	乙型肝炎表面抗原*	1 阴性　2 阳性　□
	肝功能*	血清谷丙转氨酶_____U/L　　血清谷草转氨酶 _____U/L 白蛋白 _____g/L　　　　总胆红素 _____μmol/L 结合胆红素 _____μmol/L
	肾功能*	血清肌酐_____μmol/L　　血尿素_____mmol/L 血钾浓度_____mmol/L　　血钠浓度_____mmol/L
	血脂*	总胆固醇_____mmol/L　甘油三酯_____mmol/L 血清低密度脂蛋白胆固醇_____mmol/L 血清高密度脂蛋白胆固醇_____mmol/L
	胸部 X 线片*	1 正常　2 异常　□
	B 超*	腹部 B 超　　1 正常　2 异常　□ 其他　　　　1 正常　2 异常　□
	宫颈涂片*	1 正常　2 异常　□
	其 他*	

现存主要健康问题	脑血管疾病	1 未发现　2 缺血性卒中　3 脑出血 4 蛛网膜下腔出血　5 短暂性脑缺血发作 6 其他　　　　　　　　　　　　　　　　□/□/□/□/□
	肾脏疾病	1 未发现　2 糖尿病肾病　3 肾功能衰竭　4 急性肾炎　5 慢性肾炎 6 其他　　　　　　　　　　　　　　　　□/□/□/□/□
	心脏疾病	1 未发现　2 心肌梗死　3 心绞痛　4 冠状动脉血运重建 5 充血性心力衰竭 6 心前区疼痛　7 其他　　　　　　　　□/□/□/□/□
	血管疾病	1 未发现　2 夹层动脉瘤　3 动脉闭塞性疾病　4 其他　□/□/□
	眼部疾病	1 未发现　2 视网膜出血或渗出 3 视乳头水肿　4 白内障 5 其他　　　　　　　　　　　　　　　　□/□/□/□
	神经系统疾病	1 未发现　2 有　□
	其他系统疾病	1 未发现　2 有　□

		入/出院日期	原 因	医疗机构名称	病案号
住院治疗情况	住院史	/			
		/			
	家庭病床史	建/撤床日期	原 因	医疗机构名称	病案号
		/			
		/			

续表

	药物名称	用　法	用　量	用药时间	服药依从性 1 规律　2 间断　3 不服药
主要用药 情况	1				
	2				
	3				
	4				
	5				
	6				

	名　称	接种日期	接种机构
非免疫 规划预防 接种史	1		
	2		
	3		

健康 评价	1 体检无异常　　　　　　　　　　　　　　　　　　　　　　　　　□ 2 有异常 异常 1 异常 2 异常 3 异常 4

健康 指 导	1 纳入慢性病患者健康管理 2 建议复查 3 建议转诊 　　　　　　　　□/□/□	危险因素控制：　　　　□/□/□/□/□/□/□ 1 戒烟　　2 健康饮酒　　3 饮食　　4 锻炼 5 减体重（目标 ＿＿＿＿＿＿ Kg） 6 建议接种疫苗 7 其他

填表方法：①本表用于老年人、高血压、2 型糖尿病和严重精神障碍等患者的年度健康检查，一般居民的健康检查可参考使用，肺结核患者、孕产妇和 0～6 岁儿童无须填写该表；②一般状况　体重指数（BMI）＝体重（单位：kg）/身高（单位：m）的平方；③生活方式　体育锻炼指主动锻炼（即有意识地为强体健身而进行的活动），不包括因工作或其他需要而必需进行的活动（如为上班骑自行车、做强体力工作等），锻炼方式填写最常采用的具体锻炼方式，吸烟情况项"从不吸烟者"不必填写"日吸烟量"

"开始吸烟年龄""戒烟年龄"等，已戒烟者填写戒烟前相关情况，饮酒情况项"从不饮酒者"不必填写其他有关饮酒情况项目，已戒酒者填写戒酒前相关情况，"日饮酒量"折合成白酒量（啤酒/10＝白酒量，红酒/4＝白酒量，黄酒/5＝白酒量），职业暴露情况指因患者职业原因造成的化学品、毒物或射线接触情况（如有，需填写具体化学品、毒物、射线名或填不详），职业病危险因素接触史指因患者职业原因造成的粉尘、放射物质、物理因素、化学物质的接触情况（如有，需填写具体粉尘、放射物质、物理因素、化学物质的名称或填不详）；④脏器功能　视力填写采用对数视力表测量后的具体数值（五分记录），对佩戴眼镜者，可戴其平时所用的眼镜测量矫正后视力，听力在被检查者耳旁轻声耳语"你叫什么名字"（注意检查时检查者的脸应在被检查者视线之外），判断被检查者听力状况，运动功能请被检查者完成"两手摸后脑勺""捡起这支笔""从椅子上站起，走几步，转身，坐下"等动作，以判断被检查者的运动功能；⑤查体　如有异常请在横线上具体说明，如可触及的淋巴结部位和个数、心脏杂音描述、肝脾肋下触诊大小等，有条件时可行眼底检查，特别是针对高血压或糖尿病患者，眼底如果有异常需具体描述异常结果，糖尿病患者必须进行足背动脉搏动检查，乳腺检查乳房外观有无异常、有无异常泌乳及包块，妇科检查外阴记录发育情况及婚产史（未婚、已婚未产或经产史），如有异常情况请具体描述，阴道记录是否通畅，黏膜情况，分泌物量、色、性状以及有无异味等，宫颈记录大小、质地、有无糜烂、撕裂、息肉、腺囊肿，有无接触性出血、举痛等，宫体记录位置、大小、质地、活动度，有无压痛等，附件记录有无包块、增厚或压痛；若扪及肿块，记录其位置、大小、质地，表面光滑与否、活动度、有无压痛以及与子宫及盆壁关系（左右两侧分别记录）；⑥辅助检查　尿常规中的"尿蛋白、尿糖、尿酮体、尿潜血"可以填写定性检查结果，阴性填"－"，阳性根据检查结果填写"＋""＋＋""＋＋＋"或"＋＋＋＋"，也可以填写定量检查结果，定量结果需写明计量单位，大便潜血、肝功能、肾功能、胸部 X 线片、B 超检查结果若有异常需具体描述异常结果，其中 B 超写明检查的部位；⑦现存的主要健康问题指曾经出现或一直存在，并影响目前身体健康状况的疾病，可以多选，若有高血压、糖尿病等现患疾病或者新增的疾病需同时填写在个人基本信息表既往史一栏；⑧住院治疗情况　指最近 1 年内的住院治疗情况，应逐项填写，日期填写年月，年份应写 4 位，如因慢性病急性发作或加重而住院/家庭病床者需特别说明，医疗机构名称应写全称；⑨主要用药情况　对长期服药的慢性病患者了解其最近 1 年内的主要用药情况，西药填写化学名及商品名，中药填写药品名称或中药汤剂，用法、用量按医生医嘱填写，用法指给药途径（如口服、皮下注射等），用量指用药频次和剂量（如每日 3 次，每次 5mg 等），用药时间指在此时间段内一共服用此药的时间，单位为年、月或天，服药依从性是指对此药的依从情况，"规律"为按医嘱服药，"间断"为未按医嘱服药，频次或数量不足，"不服药"即为医生开了处方，但患者未使用此药；⑩非免疫规划预防接种史　填写最近 1 年内接种的疫苗的名称、接种日期和接种机构；⑪健康评价　无异常是指无新发疾病，原有疾病控制良好无加重或进展，否则为有异常，填写具体异常情况，包括高血压、糖尿病、生活能力，情感筛查等身体和心理的异常情况；⑫健康指导　纳入慢性病患者健康管理是指高血压、糖尿病、严重精神障碍患者等重点人群定期随访和健康体检。减体重的目标是指根据居民或患者的具体情况，制订下次体检之前需要减重的目标值。

附表3　1~8月龄儿童健康检查记录表

姓　名：　　　　　　　　　　　　　　　　　　　　　编号□□□－□□□□□

	月　龄	满　月	3月龄	6月龄	8月龄
	随访日期				
	体　重/kg	____上中下	____上中下	____上中下	____上中下
	身　长/cm	____上中下	____上中下	____上中下	____上中下
	头　围/cm				
体格检查	面　色	1红润 2黄染 3其他	1红润 2黄染 3其他	1红润　2其他	1红润　2其他
	皮　肤	1未见异常　2异常	1未见异常　2异常	1未见异常　2异常	1未见异常　2异常
	前　囟	1闭合　2未闭 ____cm×____cm	1闭合　2未闭 ____cm×____cm	1闭合　2未闭 ____cm×____cm	1闭合　2未闭 ____cm×____cm
	颈部包块	1有　2无	1有　2无	1有　2无	—
	眼　睛	1未见异常2异常	1未见异常2异常	1未见异常2异常	1未见异常2异常
	耳	1未见异常2异常	1未见异常2异常	1未见异常2异常	1未见异常2异常
	听　力	—	—	1通过2未通过	—
	口　腔	1未见异常2异常	1未见异常2异常	出牙数　（颗）	出牙数　（颗）
	胸　部	1未见异常2异常	1未见异常2异常	1未见异常2异常	1未见异常2异常
	腹　部	1未见异常2异常	1未见异常2异常	1未见异常2异常	1未见异常2异常
	脐　部	1未脱 2脱落 3脐 部有渗出 4其他	1未见异常2异常	—	—
	四　肢	1未见异常2异常	1未见异常2异常	1未见异常2异常	1未见异常2异常
	可疑佝偻病症状	—	1无　　2夜惊 3多汗　4烦躁	1无　　2夜惊 3多汗　4烦躁	1无　　2夜惊 3多汗 4烦躁
	可疑佝偻病体征	—	1无 2颅骨软化	1无　　2肋串珠 3肋软骨沟 4鸡胸　5手足镯 6颅骨软化7方颅	1无　　2肋串珠 3肋软骨沟 4鸡胸　5手足镯 6颅骨软化7方颅
	肛门/外生殖器	1未见异常2异常	1未见异常2异常	1未见异常2异常	1未见异常2异常
	血红蛋白值			____g/L	____g/L
	户外活动	____h/d	____h/d	____h/d	____h/d
	服用维生素D	____IU/d	____IU/d	____IU/d	____IU/d
	发育评估	—	1.对很大声音没有反应 2.逗引时不发音或不会微笑 3.不注视人脸，不追视移动人或物品 4.俯卧时不会抬头	1.发音少，不会笑出声 2.不会伸手抓物 3.紧握拳松不开 4.不能扶坐	1.听到声音无应答 2.不会区分生人和熟人 3.双手间不会传递玩具 4.不会独坐
	两次随访间患病情况	1无 2肺炎____次 3腹泻____次 4外伤____次 5其他	1无 2肺炎____次 3腹泻____次 4外伤____次 5其他	1无 2肺炎____次 3腹泻____次 4外伤____次 5其他	1无 2肺炎____次 3腹泻____次 4外伤____次 5其他
	转诊建议	1无 2有 原因： 机构及科室：	1无 2有 原因： 机构及科室：	1无 2有 原因： 机构及科室：	1无 2有 原因： 机构及科室：
	指　导	1科学喂养 2生长发育 3疾病预防 4预防伤害 5口腔保健 6其他	1科学喂养 2生长发育 3疾病预防 4预防伤害 5口腔保健 6其他	1科学喂养 2生长发育 3疾病预防 4预防伤害 5口腔保健 6其他	1科学喂养 2生长发育 3疾病预防 4预防伤害 5口腔保健 6其他
	下次随访日期				
	随访医生签名				

填表说明：①按照项目栏的文字表述，在对应的选项上划"√"，有其他异常者需具体描述，失访者在随访日期处写明失访原因，死亡者写明死亡日期和死亡原因；②体重、身长　指检查时实测的具体数值，根据国家卫生健康委员会选用的儿童生长发育评价标准，判断儿童体格发育情况，在相应的"上""中""下"上划"√"；③体格检查　1月龄婴儿皮肤、颈部包块、眼外观、耳外观、心肺、腹部、脐部、四肢、肛门/外生殖器的未见异常判定标准同新生儿家庭访视，满月及3月龄时，当无口炎及其他口腔异常时，判断为"未见异常"，否则为"异常"，3、6、8月龄无皮疹、湿疹、增大的体表淋巴结等判断为皮肤"未见异常"，否则为"异常"，结膜无充血、溢泪、溢脓判断为眼睛"未见异常"，否则为"异常"，外耳无湿疹、畸形、外耳道无异常分泌物判断为耳外观"未见异常"，否则为"异常"，6月龄时使用行为测听的方法进行听力筛查（检查时应避开小儿的视线，分别从不同的方向给予不同强度的声音，观察孩子的反应，根据所给声音的大小，大致地估测听力正常与否），3月龄时无口炎及其他口腔异常判断为口腔"未见异常"，否则为"异常"，6月龄和8月龄时按婴儿实际出牙数填写，未闻及心脏杂音，肺部呼吸音也无异常判断为胸部"未见异常"，否则为"异常"，肝脾触诊无异常判断为腹部"未见异常"，否则为"异常"，无脐疝判断为脐部"未见异常"，否则为"异常"，上下肢活动良好且对称判断为四肢"未见异常"，否则为"异常"，可疑佝偻病症状者根据症状的有无在对应选项上划"√"，可疑佝偻病体征者根据体征的有无在对应选项上划"√"，男孩无阴囊水肿、无鞘膜积液、无隐睾，女孩无阴唇黏连、肛门完整无畸形判断为肛门/外生殖器"未见异常"，否则为"异常"；④户外活动　询问家长儿童在户外活动的平均时间后填写；⑤服用维生素D　填写具体的维生素D名称、每日剂量，按实际补充量填写，未补充，填写"0"；⑥发育评估　发现发育问题在相应序号上打"√"；⑦两次随访间患病情况　填写上次随访到本次随访间儿童所患疾病情况，若有需填写具体疾病名称；⑧指导　做了哪些指导需在对应的选项上划"√"，可以多选，未列出的其他指导请具体填写；⑨下次随访日期　根据儿童情况确定下次随访日期，并告知家长；⑩关于月龄　满月出生后28～30天，3月（满3月～3月29天），6月（满6月～6月29天），8月（满8月～8月29天），其他月龄段的健康检查内容可以增加健康检查记录表，标注随访月龄和随访时间。

附表4　12~30月龄儿童健康检查记录表

姓　名：　　　　　　　　　　　　　　　　　　　　编号□□□-□□□□□

	月龄	12月龄	18月龄	24月龄	30月龄
	随访日期				
	体重/kg	_____上中下	_____上中下	_____上中下	_____上中下
	身长(高)/cm	_____上中下	_____上中下	_____上中下	_____上中下
体格检查	面　色	1红润　2其他	1红润　2其他	1红润　2其他	1红润　2其他
	皮　肤	1未见异常　2异常	1未见异常　2异常	1未见异常　2异常	1未见异常2异常
	前　囟	1闭合　2未闭 ____cm×____cm	1闭合　2未闭 ____cm×____cm	1闭合　2未闭 ____cm×____cm	
	眼　睛	1未见异常　2异常	1未见异常　2异常	1未见异常　2异常	1未见异常2异常
	耳外观	1未见异常　2异常	1未见异常　2异常	1未见异常　2异常	1未见异常2异常
	听　力	1通过2未通过	—	1通过2未通过	—
	出牙/龋齿数(颗)	/	/	/	/
	胸　部	1未见异常　2异常	1未见异常　2异常	1未见异常　2异常	1未见异常2异常
	腹　部	1未见异常　2异常	1未见异常　2异常	1未见异常　2异常	1未见异常2异常
	四　肢	1未见异常　2异常	1未见异常　2异常	1未见异常　2异常	1未见异常2异常
	步　态	—	1未见异常　2异常	1未见异常　2异常	1未见异常2异常
	可疑佝偻病体征	1无　　2肋串珠 3肋软骨沟 4鸡胸　5手足镯 6"O"型腿 7"X"型腿	1无　　2肋串珠 3肋软骨沟 4鸡胸　5手足镯 6"O"型腿 7"X"型腿	1无　　2肋串珠 3肋软骨沟 4鸡胸　5手足镯 6"O"型腿 7"X"型腿	
	血红蛋白值		_____g/L		_____g/L
	户外活动	____h/d	____h/d	____h/d	____h/d
	服用维生素D	____IU/d	____IU/d	____IU/d	—
	发育评估	1.呼唤名字无反应 2.不会模仿"再见"或"欢迎"动作 3.不会用拇食指对捏小物品 4.不会扶物站立	1.不会有意识叫"爸爸"或"妈妈" 2.不会按要求指人或物 3.与人无目光交流 4.不会独走	1.不会说3个物品的名称 2.不会按吩咐做简单事情 3.不会用勺吃饭 4.不会扶栏上楼梯/台阶	1.不会说2-3个字的短语 2.兴趣单一、刻板 3.不会示意大小便 4.不会跑
	两次随访间患病情况	1无 2肺炎_____次 3腹泻_____次 4外伤_____次 5其他	1无 2肺炎_____次 3腹泻_____次 4外伤_____次 5其他	1无 2肺炎_____次 3腹泻_____次 4外伤_____次 5其他	1无 2肺炎_____次 3腹泻_____次 4外伤_____次 5其他
	转诊建议	1无　　2有 原因： 机构及科室：	1无　　2有 原因： 机构及科室：	1无　　2有 原因： 机构及科室：	1无　　2有 原因： 机构及科室：
	指　导	1科学喂养 2生长发育 3疾病预防 4预防伤害 5口腔保健 6其他	1科学喂养 2生长发育 3疾病预防 4预防伤害 5口腔保健 6其他	1合理膳食 2生长发育 3疾病预防 4预防伤害 5口腔保健 6其他	1合理膳食 2生长发育 3疾病预防 4预防伤害 5口腔保健 6其他
	下次随访日期				
	随访医生签名				

填表方法：①按照项目栏的文字表述，根据查体结果在对应的序号上划"√"，"—"表示本次随访时该项目不用检查，失访者在随访日期处写明失访原因，死亡者写明死亡日期和死亡原因；②体重、身长(高)　指检查时实测的具体数值，根据国家卫生健康委员会选用的儿童生长发育评价标准，判断儿童的体格发育情况，在相应的"上""中""下"上划"√"；③体格检查　无皮疹、湿疹、增大的体表淋巴结等判断为皮肤"未见异常"，否则为"异常"，前囟如果未闭需填写具体的数值，结膜无充血、无溢泪、无流脓判断为眼睛"未见异常"，否则为"异常"，外耳无湿疹、畸形、外耳道无异常分泌物判断为耳外观"未见异常"，否则为"异常"，使用行为测听的方法进行听力筛查(检查时应避开小儿的视线，分别从不同的方向给予不同强度的声音，观察孩子的反应，根据所给声音的大小，大致地估测听力正常与否)，出牙/龋齿数(颗)填入出牙颗数和龋齿颗数(出现褐色或黑褐色斑点或斑块，表面粗糙，甚至出现明显的牙体结构破坏为龋齿)，当未闻及心脏杂音、肺部呼吸音也无异常时判断为胸部"未见异常"，否则为"异常"，肝脾触诊无异常判断为腹部"未见异常"，否则为"异常"，上下肢活动良好且对称判断为四肢"未见异常"，否则为"异常"，无跛行判断为步态"未见异常"，否则为"异常"，根据可疑佝偻病体征的有无在对应选项上划"√"；④户外活动　询问家长儿童在户外活动的平均时间后填写；⑤服用维生素 D　填写具体的维生素 D 的名称、每日剂量，按实际补充量填写，未补充，填写"0"；⑥发育评估　发现发育问题在相应序号上打"√"；⑦两次随访间患病情况　填写上次随访到本次随访间儿童所患疾病的情况，若有需填写具体疾病名称；⑧转诊建议　转诊无、有在相应数字上划"√"，并将转诊原因及接诊机构名称填入；⑨指导　做了哪些指导需在对应的选项上划"√"，可以多选，未列出的其他指导请具体填写；⑩下次随访日期　根据儿童情况确定下次随访的日期，并告知家长；⑪关于月龄　12 月(满 12 月～12 月 29 天)，18 月(满 18 月～18 月 29 天)，24 月(满 24 月～24 月 29 天)，30 月(满 30 月～30 月 29 天)，其他月龄段的健康检查内容可以增加健康检查记录表，标注随访月龄和随访时间。

附表5　3～6岁儿童健康检查记录表

姓　名：　　　　　　　　　　　　　　　　　　编号□□□－□□□□□

年　龄	3岁	4岁	5岁	6岁
随访日期				
体重/kg	＿＿＿上 中 下	＿＿＿上 中 下	＿＿＿上 中 下	＿＿＿上 中 下
身高/cm	＿＿＿上 中 下	＿＿＿上 中 下	＿＿＿上 中 下	＿＿＿上 中 下
体重/身高	＿＿＿上 中 下	＿＿＿上 中 下	＿＿＿上 中 下	＿＿＿上 中 下
体格发育评价	1 正常 2 低体重 3 消瘦 4 生长迟缓 5 超重	1 正常 2 低体重 3 消瘦 4 生长迟缓 5 超重	1 正常 2 低体重 3 消瘦 4 生长迟缓 5 超重	1 正常 2 低体重 3 消瘦 4 生长迟缓 5 超重
体格检查 视　力	—			
体格检查 听　力	1 通过　2 未过	—	—	—
体格检查 牙数（颗）/龋齿数	/	/	/	/
体格检查 胸　部	1 未见异常 2 异常	1 未见异常 2 异常	1 未见异常 2 异常	1 未见异常 2 异常
体格检查 腹　部	1 未见异常 2 异常	1 未见异常 2 异常	1 未见异常 2 异常	1 未见异常 2 异常
体格检查 血红蛋白值*	＿＿＿＿＿g/L	＿＿＿＿＿g/L	＿＿＿＿＿g/L	＿＿＿＿＿g/L
体格检查 其　他				
发育评估	1. 不会说自己的名字 2. 不会玩"拿棍当马骑"等假想游戏 3. 不会模仿画圆 4. 不会双脚跳	1. 不会说带形容词的句子 2. 不能按要求等待或轮流 3. 不会独立穿衣 4. 不会单脚站立	1. 不能简单叙说事情经过 2. 不知道自己的性别 3. 不会用筷子吃饭 4. 不会单脚跳	1. 不会表达自己的感受或想法 2. 不会玩角色扮演的集体游戏 3. 不会画方形 4. 不会奔跑
两次随访间患病情况	1 无 2 肺炎＿＿＿次 3 腹泻＿＿＿次 4 外伤＿＿＿次 5 其他	1 无 2 肺炎＿＿＿次 3 腹泻＿＿＿次 4 外伤＿＿＿次 5 其他	1 无 2 肺炎＿＿＿次 3 腹泻＿＿＿次 4 外伤＿＿＿次 5 其他	1 无 2 肺炎＿＿＿次 3 腹泻＿＿＿次 4 外伤＿＿＿次 5 其他
转诊建议	1 无 2 有 原因： 机构及科室：	1 无 2 有 原因： 机构及科室：	1 无 2 有 原因： 机构及科室：	1 无 2 有 原因： 机构及科室：
指　导	1 合理膳食 2 生长发育 3 疾病预防 4 预防伤害 5 口腔保健 6 其他	1 合理膳食 2 生长发育 3 疾病预防 4 预防伤害 5 口腔保健 6 其他	1 合理膳食 2 生长发育 3 疾病预防 4 预防伤害 5 口腔保健 6 其他	1 合理膳食 2 生长发育 3 疾病预防 4 预防伤害 5 口腔保健 6 其他
下次随访日期				
随访医生签名				

填表方法：①按照项目栏的文字表述，在对应的选项前划"√"，若有其他异常需具体描述，"—"表示本次随访时该项目不用检查，失访者在随访日期处写明失访原因，死亡者写明死亡日期和死亡原因；②体重、身高　指检查时实测的具体数值，根据国家卫生健康委员会选用的儿童生长发育评价标准，判断儿童体格发育情况，在相应的"上""中""下"上划"√"，体重/身高根据儿童身高体重评价标准进行判断；③体格检查　视力填写具体数据（使用国际视力表或对数视力表均可），3岁时使用行为测听的方法进行听力筛查，将结果在相应数字上划"√"，牙数与龋齿数据实填写牙齿数和龋齿数（出现褐色或黑褐色斑点或斑块，表面粗糙，甚至出现明显的牙体结构破坏为龋齿），当未闻及心脏杂音、肺部呼吸音也无异常时判断为胸部"未见异常"，否则为"异常"，肝脾触诊无异常判断为腹部"未见异常"，否则为"异常"，体格检查中需要记录又不在标目限制范围之内的内容时记录在"其他"项下；④发育评估　发现发育问题在相应序号上打"√"；⑤两次随访间患病情况　在所患疾病后填写次数；⑥其他　当有表格上未列入事宜，但需记录时，在"其他"栏目上填写；⑦指导　做了哪些指导需在对应选项上划"√"，可以多选，未列出的其他指导请具体填写；⑧下次随访日期　根据儿童情况确定下次随访的日期，并告知家长；⑨关于年龄　3岁（满3周岁~3周岁11个月29天），4岁（满4周岁~4周岁11个月29天），5岁（满5周岁~5周岁11个月29天），6岁（满6周岁~6周岁11个月29天），其他年龄段的健康检查内容可以增加健康检查记录表，标注随访月龄和随访时间。

附表6　第1次产前检查服务记录表

姓　名：　　　　　　　　　　　　　　　编号□□□－□□□□□

填表日期	年 月 日		孕 周		周
孕妇年龄					
丈夫姓名		丈夫年龄		丈夫电话	
孕 次		产 次	阴道分娩_____次 剖宫产_____次		
末次月经	年 月 日或不详	预产期	年 月 日		
既往史	1无 2心脏病 3肾脏疾病 4肝脏疾病 5高血压 6贫血 7糖尿病 8其他 □/□/□/□/□/□/□				
家族史	1无 2遗传性疾病史 3精神疾病史 4其他　　　　　　□/□/□				
个人史	1无特殊 2吸烟 3饮酒 4服用药物 5接触有毒有害物质 6接触放射线 7其他　　　　　　□/□/□				
妇产科手术史	1无 2有　　　　　　　　　　　　　　　　　□				
孕产史	1自然流产_____ 2人工流产____ 3死胎____ 4死产____ 5新生儿死亡____ 6出生缺陷儿				
身 高	cm		体 重		kg
体重指数(BMI)	kg/m²		血 压	/	mmHg
听 诊	心脏:1未见异常2异常_____□		肺部: 1未见异常2异常		□
妇科检查	外阴:1未见异常2异常_____□		阴道: 1未见异常2异常		□
	宫颈:1未见异常2异常_____□		子宫: 1未见异常2异常		□
	附件: 1未见异常2异常　　　　　　　　　　　□				
辅助检查	血常规	血红蛋白值_____ g/L 白细胞计数值_____×10⁹/L 血小板计数值_____×10⁹/L 其他			
	尿常规	尿蛋白_____尿糖_____尿酮体_____尿潜血_____其他			
	血型	ABO			
		Rh*			
	血糖*	_____ mmol/L			
	肝功能	血清谷丙转氨酶_____U/L 血清谷草转氨酶 ___U/L 白蛋白_____g/L 总胆红素_____μmol/L 结合胆红素_____μmol/L			
	肾功能	血清肌酐_____μmol/L 血尿素_____mmol/L			
	阴道分泌物*	1未见异常 2滴虫 3假丝酵母菌 4其他_____□/□/□			
		阴道清洁度: 1 I度 2 II度 3 III度 4 IV度　□			
	乙型肝炎	乙型肝炎表面抗原　　　乙型肝炎表面抗体* 乙型肝炎e抗原*_____ 乙型肝炎e抗体* 乙型肝炎核心抗体*			
	梅毒血清学试验*	1阴性 2阳性　　　　　　　　　　□			
	HIV抗体检测*	1阴性 2阳性　　　　　　　　　　□			
	B超				
	其他*				
总体评估	1未见异常 2异常_____　　　　　　　　　□				
保健指导	1生活方式 2心理 3营养 4避免致畸因素和疾病对胚胎的不良影响 5产前筛查宣传告知 6其他　　　　　　□/□/□/□/□				
转诊 1无 2有　　　　　　　　　　　　　　　　　　　　　□ 原因: _____机构及科室:					
下次随访日期	年 月 日		随访医生签名		

填表方法：①本表在第一次接诊孕妇（尽量在孕 13 周前）时填写，随访时填写各项目对应情况的数字；②孕周　填写此表时孕妇的怀孕周数；③孕次　怀孕次数，包括本次妊娠；④产次　指此次怀孕前，孕期超过 28 周的分娩次数；⑤末次月经　此怀孕前最后一次月经的第一天；⑥预产期　可按照末次月经推算，末次月经日期的月份加 9 或减 3 为预产期月份数，天数加 7 为预产期日；⑦既往史　孕妇曾经患过的疾病，可以多选；⑧家族史　孕妇父亲、母亲、丈夫、兄弟姐妹或其他子女中是否曾患遗传性疾病或精神疾病，若有需具体说明；⑨个人史　可以多选；⑩妇产科手术史　孕妇曾经接受过的妇科手术和剖宫产手术；⑪孕产史　根据具体情况填写，若有，填写次数，若无，填写"0"；⑫体重指数　BMI = 体重（单位：kg）/身高（单位：m）的平方；⑬体格检查、妇科检查及辅助检查　进行相应检查，并填写检查结果；⑭总体评估　根据孕妇总体情况进行评估，若发现异常，具体描述异常情况；⑮保健指导　填写相应的保健指导内容，可以多选；⑯转诊　若有需转诊的情况，具体填写；⑰下次随访日期　根据孕妇情况确定下次随访日期，并告知孕妇。

附表 7 老年人生活自理能力评估表

评估事项、内容与评分	程度等级				判断评分
	可自理	轻度依赖	中度依赖	不能自理	
进餐：使用餐具将饭菜送入口、咀嚼、吞咽等活动	独立完成	—	需要协助，如切碎、搅拌食物等	完全需要帮助	
评分	0	0	3	5	
梳洗：梳头、洗脸、刷牙、剃须、洗澡等活动	独立完成	能独立地洗头、梳头、洗脸、刷牙、剃须等；洗澡需要协助	在协助下和适当的时间内，能完成部分梳洗活动	完全需要帮助	
评分	0	1	3	7	
穿衣：穿衣裤、袜子、鞋子等活动	独立完成	—	需要协助，在适当的时间内完成部分穿衣	完全需要帮助	
评分	0	0	3	5	
如厕：小便、大便等活动及自控	不需协助，可自控	偶尔失禁，但基本上能如厕或使用便具	经常失禁，在很多提示和协助下尚能如厕或使用便具	完全失禁，完全需要帮助	
评分	0	1	5	10	
活动：站立、室内行走、上下楼梯、户外活动	独立完成所有活动	借助较小的外力或辅助装置能完成站立、行走、上下楼梯等	借助较大的外力才能完成站立、行走，不能上下楼梯	卧床不起，活动完全需要帮助	
评分	0	1	5	10	
总得分					

填表方法：本表为自评表，根据上表中 5 个方面进行评估，将各项判断评分汇总后，0~3 分者为可自理，4~8 分者为轻度依赖，9~18 分者为中度依赖，≥19 分者为不能自理。

附表8 高血压患者随访服务记录表

姓　名：　　　　　　　　　　　　　　　　编号□□□－□□□□□

随访日期		年　月　日	年　月　日	年　月　日	年　月　日
随访方式		1门诊2家庭3电话□	1门诊2家庭3电话□	1门诊2家庭3电话□	1门诊2家庭3电话□
症状	1无症状 2头痛头晕 3恶心呕吐 4眼花耳鸣 5呼吸困难 6心悸胸闷 7鼻衄出血不止 8四肢发麻 9下肢水肿	□/□/□/□/□/□/□ 其他：	□/□/□/□/□/□/□ 其他：	□/□/□/□/□/□/□ 其他：	□/□/□/□/□/□/□ 其他：
体征	血　压(mmHg)				
	体　重（kg）	/	/	/	/
	体质指数 （BMI)(kg/m²)	/	/	/	/
	心　率 （次/分钟）				
	其　他				
生活方式指导	日吸烟量（支）	/	/	/	/
	日饮酒量（两）	/	/	/	/
	运　动	次/周　　min/次 次/周　　min/次	次/周　　min/次 次/周　　min/次	次/周　　min/次 次/周　　min/次	次/周　　min/次 次/周　　min/次
	摄盐情况 （咸淡）	轻/中/重　/轻/中/重	轻/中/重　/轻/中/重	轻/中/重　/轻/中/重	轻/中/重　/轻/中/重
	心理调整	1良好2一般3差　□	1良好2一般3差　□	1良好2一般3差　□	1良好2一般3差　□
	遵医行为	1良好2一般3差　□	1良好2一般3差　□	1良好2一般3差　□	1良好2一般3差　□
辅助检查*					
服药依从性		1规律2间断3不服药□	1规律2间断3不服药□	1规律2间断3不服药□	1规律2间断3不服药□
药物不良反应		1无 2有_____　□	1无 2有_____　□	1无 2有_____　□	1无 2有_____　□
此次随访分类		1控制满意2控制不满意 3不良反应4并发症　□	1控制满意2控制不满意 3不良反4并发症　□	1控制满意2控制不满意 3不良反应4并发症　□	1控制满意2控制不满意 3不良反应4并发症□
用药情况	药物名称1				
	用法用量	每日　次　每次	每日　次　每次	每日　次　每次	每日　次　每次
	药物名称2				
	用法用量	每日　次　每次	每日　次　每次	每日　次　每次	每日　次　每次
	药物名称3				
	用法用量	每日　次　每次	每日　次　每次	每日　次　每次	每日　次　每次
	其他药物				
	用法用量	每日　次　每次	每日　次　每次	每日　次　每次	每日　次　每次
转诊	原　因				
	机构及科别				
下次随访日期					
随访医生签名					

填表方法：①本表为高血压患者健康体检后填写的健康体检表，失访者在随访日期处写明失访原因，死亡者写明死亡日期和死亡原因；②体征　体重指数（BMI）=体重（单位：kg）/身高（单位：m）的平方，体重和体重指数斜线前填写目前情况，斜线后填写下次随访时应调整到的目标，超重或是肥胖的高血压患者每次随访时测量体重并指导患者控制体重，正常体重人群可每年测量一次体重及体重指数，如有其他阳性体征需填写在"其他"一栏；③生活方式指导　在询问患者生活方式时，同时对患者进行生活方式指导，与患者共同制订下次随访的目标，日吸烟量项斜线前填写目前吸烟量，不吸烟填"0"，吸烟者写出每天的吸烟量"××支"，斜线后填写吸烟者下次随访目标吸烟量"××支"，日饮酒量项斜线前填写目前饮酒量，不饮酒填"0"，饮酒者写出每天的饮酒量相当于白酒"××两"，斜线后填写饮酒者下次随访目标饮酒量相当于白酒"××两"（啤酒/10=白酒量，红酒/4=白酒量，黄酒/5=白酒量），运动项填写每周几次，每次多少分钟（即"××次/周，××min/次"，横线上填写目前情况，横线下填写下次随访时应达到的目标），摄盐情况项斜线前填写目前摄盐的咸淡情况，根据饮食的摄盐情况按咸淡程度在列出的"轻/中/重"之一上划"√"分类，斜线后填写患者下次随访目标摄盐情况，心理调整根据印象选择对应的选项，遵医行为指患者是否遵照医生的指导去改善生活方式；④辅助检查　记录上次随访到这次随访之间在各医疗机构进行的辅助检查结果；⑤服药依从性　"规律"为按医嘱服药，"间断"为未按医嘱服药，频次或数量不足，"不服药"即为医生开了处方但患者未使用此药；⑥药物不良反应　如果患者服用的降压药物有明显的药物不良反应，具体描述哪种药物，何种不良反应；⑦此次随访分类　根据此次随访时的分类结果，"控制满意"是指血压控制满意、无其他异常、"控制不满意"是指血压控制不满意，无其他异常、"不良反应"是指存在药物不良反应、"并发症"是指出现新的并发症或并发症出现异常，如果患者同时并存几种情况，填写最严重的一种情况，同时结合上次随访情况确定患者下次随访时间，并告知患者；⑧用药情况　根据患者整体情况，为患者开具处方，并填写在表格中，写明用法、用量，同时记录其他医疗卫生机构为其开具的处方药；⑨转诊　如果转诊要写明转诊的医疗机构及科室类别，如××市人民医院心内科，并在原因一栏写明转诊原因；⑩下次随访日期　根据患者此次随访分类，确定下次随访日期，并告知患者。

附表9 2型糖尿病患者随访服务记录表

姓　名：　　　　　　　　　　　　　　　　　　编号□□□－□□□□□

	随访日期				
	随访方式	1门诊 2家庭 3电话□	1门诊 2家庭 3电话□	1门诊 2家庭 3电话□	1门诊 2家庭 3电话□
症状	1 无症状 2 多饮 3 多食 4 多尿 5 视力模糊 6 感染 7 手脚麻木 8 下肢浮肿 9 体重明显下降	□/□/□/□/□/□ 其他	□/□/□/□/□/□ 其他	□/□/□/□/□/□ 其他	□/□/□/□/□/□ 其他
体征	血　压（mmHg）				
	体　重（kg）	/	/	/	/
	体质指数（kg/m²）	/	/	/	/
	足背动脉搏动	1 触及正常　　　□ 2 减弱（双侧 左侧 右侧） 3 消失（双侧 左侧 右侧）	1 触及正常　　　□ 2 减弱（双侧 左侧 右侧） 3 消失（双侧 左侧 右侧）	1 触及正常　　　□ 2 减弱（双侧 左侧 右侧） 3 消失（双侧 左侧 右侧）	1 触及正常　　　□ 2 减弱（双侧 左侧 右侧） 3 消失（双侧 左侧 右侧）
	其　他				
生活方式指导	日吸烟量	/　　　支	/　　　支	/　　　支	/　　　支
	日饮酒量	/　　　两	/　　　两	/　　　两	/　　　两
	运　动	次/周　　min/次 次/周　　min/次	次/周　　min/次 次/周　　min/次	次/周　　min/次 次/周　　min/次	次/周　　min/次 次/周　　min/次
	主食（克/天）	/	/	/	/
	心理调整	1良好 2一般 3差 □	1良好 2一般 3差 □	1良好 2一般 3差 □	1良好 2一般 3差 □
	遵医行为	1良好 2一般 3差 □	1良好 2一般 3差 □	1良好 2一般 3差 □	1良好 2一般 3差 □
辅助检查	空腹血糖值	＿＿＿＿mmol/L	＿＿＿＿mmol/L	＿＿＿＿mmol/L	＿＿＿＿mmol/L
	其他检查*	糖化血红蛋白＿＿＿% 检查日期：＿月＿日	糖化血红蛋白＿＿＿% 检查日期：＿月＿日	糖化血红蛋白＿＿＿% 检查日期：＿月＿日	糖化血红蛋白＿＿＿% 检查日期：＿月＿日
	服药依从性	1规律 2间断 3不服药□	1规律 2间断 3不服药□	1规律 2间断 3不服药□	1规律 2间断 3不服药□
	药物不良反应	1无 2有　　　□	1无 2有　　　□	1无 2有　　　□	1无 2有　　　□
	低血糖反应	1无 2 偶尔 3 频繁□	1无 2 偶尔 3 频繁□	1无 2 偶尔 3 频繁□	1无 2 偶尔 3 频繁□
	此次随访分类	1控制满意 2控制不满意 3不良反应 4并发症 □	1控制满意 2控制不满意 3不良反应 4并发症 □	1控制满意 2控制不满意 3不良反应 4并发症 □	1控制满意 2控制不满意 3不良反应 4并发症 □
用药情况	药物名称1				
	用法用量	每日　　次　每次	每日　　次　每次	每日　　次　每次	每日　　次　每次
	药物名称2				
	用法用量	每日　　次　每次	每日　　次　每次	每日　　次　每次	每日　　次　每次
	药物名称3				
	用法用量	每日　　次　每次	每日　　次　每次	每日　　次　每次	每日　　次　每次
	胰岛素	种类： 用法和用量：	种类： 用法和用量：	种类： 用法和用量：	种类： 用法和用量：
转诊	原　因				
	机构及科别				
	下次随访日期				
	随访医生签名				

　　填表方法：①本表为 2 型糖尿病患者健康体检后填写的健康体检表，失访者在随访日期处写明失访原因，死亡者写明死亡日期和死亡原因；②体征　体重指数（BMI）=体重（单位：kg）/身高（单位：m）的平方，体重和体重指数斜线前填写目前情况，斜线后填写下次随访时应调整到的目标，超重或是肥胖的患者需在每次随访时测量体重并指导患者控制体重，正常体重人群可每年测量一次体重及体重指数，有其他阳性体征，请填写在"其他"一栏；③生活方式指导　在询问患者生活方式时，同时对患者进行生活方式指导，与患者共同制订下次随访目标，日吸烟量项斜线前填写目前吸烟量，不吸烟填"0"，吸烟者写出每天的吸烟量"××支"，斜线后填写吸烟者下次随访目标吸烟量"××支"，日饮酒量项斜线前填写目前饮酒量，不饮酒填"0"，饮酒者写出每天的饮酒量相当于白酒"××两"，斜线后填写饮酒者下次随访目标饮酒量相当于白酒"××两"（啤酒/10＝白酒量，红酒/4＝白酒量，黄酒/5＝白酒量），运动项填写每周几次，每次多少分钟，即"××次/周，××min/次"，横线上填写目前情况，横线下填写下次随访时应达到的目标，主食为每天各餐的合计量，根据患者的实际情况估算主食（米饭、面食、饼干等淀粉类食物）的摄入量，遵医行为指患者是否遵照医生的指导去改善生活方式；④辅助检查　为患者进行空腹血糖检查的结果，若患者在上次随访到此次随访之间到各医疗机构进行过糖化血红蛋白（控制目标为 7%，随着年龄的增长，标准可适当放宽）或其他辅助检查，应如实记录；⑤服药依从性　"规律"为按医嘱服药，"间断"为未按医嘱服药，频次或数量不足，"不服药"即为医生开了处方，但患者未使用此药；⑥药物不良反应　如果患者服用的降糖药物有明显的药物不良反应，具体描述哪种药物，何种不良反应；⑦低血糖反应　根据上次随访到此次随访之间患者出现的低血糖反应情况；⑧此次随访分类　根据此次随访时的分类结果，"控制满意"是指血糖控制满意，无其他异常、"控制不满意"是指血糖控制不满意，无其他异常、"不良反应"是指存在药物不良反应、"并发症"是指出现新的并发症或并发症出现异常，如果患者同时并存几种情况，填写最严重的一种情况，同时结合上次随访情况确定患者下次随访时间，并告知患者；⑨用药情况　根据患者整体情况，为患者开具处方，并填写在表格中，写明用法、用量，同时记录其他医疗卫生机构为其开具的处方药；⑩转诊　如果转诊要写明转诊的医疗机构及科室类别，如××市人民医院内分泌科，并在原因一栏写明转诊原因；⑪下次随访日期　根据患者此次随访分类，确定下次随访日期，并告知患者。

附表 10　中国居民膳食水溶性维生素参考摄入量

年龄（岁）/生理状况	维生素B₁					维生素B₂					维生素B₆			
	EAR(mg/d)		AI (mg/d)	RNI(mg/d)		EAR(mg/d)		AI (mg/d)	RNI(mg/d)		EAR (mg/d)	AI (mg/d)	RNI (mg/d)	UL (mg/d)
	男	女		男	女	男	女		男	女				
0~	—	—	0.1	—	—	—	—	0.4	—	—	—	0.2	—	—
0.5~	—	—	0.3	—	—	—	—	0.5	—	—	—	0.4	—	—
1~	0.5	0.5	—	0.6	0.6	0.5	0.5	—	0.6	0.6	0.5	—	0.6	20
4~	0.6	0.6	—	0.8	0.8	0.6	0.6	—	0.7	0.7	0.6	—	0.7	25
7~	0.8	0.8	—	1.0	1.0	0.8	0.8	—	1.0	1.0	0.8	—	1.0	35
11~	1.1	1.0	—	1.3	1.1	1.1	0.9	—	1.3	1.1	1.1	—	1.3	45
14~	1.3	1.1	—	1.6	1.3	1.3	1.0	—	1.5	1.2	1.2	—	1.4	55
18~	1.2	1.0	—	1.4	1.2	1.2	1.0	—	1.4	1.2	1.2	—	1.4	60
50~	1.2	1.0	—	1.4	1.2	1.2	1.0	—	1.4	1.2	1.3	—	1.6	60
65~	1.2	1.0	—	1.4	1.2	1.2	1.0	—	1.4	1.2	1.3	—	1.6	60
80~	1.2	1.0	—	1.4	1.2	1.2	1.0	—	1.4	1.2	1.3	—	1.6	60
孕1~12周	—	1.0	—	—	1.2	—	1.0	—	—	1.2	1.9	—	2.2	60
孕13~27周	—	1.1	—	—	1.4	—	1.1	—	—	1.4	1.9	—	2.2	60
≥28孕周	—	1.2	—	—	1.5	—	1.2	—	—	1.5	1.9	—	2.2	60
乳母	—	1.2	—	—	1.5	—	1.2	—	—	1.5	1.4	—	1.7	60

注1：“—”表示未制定。

注2：有些维生素未制定UL，主要原因是研究资料不充分，并不表示过量摄入没有健康风险。

续表

年龄（岁）/生理状况	维生素B₁₂ EAR (μg/d)	维生素B₁₂ AI (μg/d)	维生素B₁₂ RNI (μg/d)	泛酸 AI (mg/d)	叶酸 EAR (μgDFE/d)	叶酸 AI (μgDFE/d)	叶酸 RNI (μgDFE/d)	叶酸 UL (μg/d)	烟酸 EAR(mgNE/d) 男	烟酸 EAR(mgNE/d) 女	烟酸 AI (mgNE/d)	烟酸 RNI(mgNE/d) 男	烟酸 RNI(mgNE/d) 女	烟酸 UL (mgNE/d)	烟酰胺 UL (mg/d)
0~	—	0.3	—	1.7	—	65	—	—	—	—	2	—	—	—	—
0.5~	—	0.6	—	1.9	—	100	—	—	—	—	3	—	—	—	—
1~	0.8	—	1.0	2.1	130	—	160	300	5	5	—	6	6	10	100
4~	1.0	—	1.2	2.5	150	—	190	400	7	6	—	8	8	15	130
7~	1.3	—	1.6	3.5	210	—	250	600	9	8	—	11	10	20	180
11~	1.8	—	2.1	4.5	290	—	350	800	11	10	—	14	12	25	240
14~	2.0	—	2.4	5.0	320	—	400	900	14	11	—	16	13	30	280
18~	2.0	—	2.4	5.0	320	—	400	1000	12	10	—	15	12	35	310
50~	2.0	—	2.4	5.0	320	—	400	1000	12	10	—	14	12	35	310
65~	2.0	—	2.4	5.0	320	—	400	1000	11	9	—	14	11	35	300
80~	2.0	—	2.4	5.0	320	—	400	1000	11	8	—	13	10	30	280
孕1~12周	2.4	—	2.9	6.0	520	—	600	1000	—	10	—	—	12	35	310
孕13~27周	2.4	—	2.9	6.0	520	—	600	1000	—	10	—	—	12	35	310
≥28孕周	2.4	—	2.9	6.0	520	—	600	1000	—	10	—	—	12	35	310
乳母	2.6	—	3.2	7.0	450	—	550	1000	—	12	—	—	15	35	310

注1："—"表示未制定。
注2：有些维生素因是研究资料不充分，并不表示量过摄入没有健康风险。

续表

年龄（岁）/生理状况	胆碱 AI(mg/d) 男	胆碱 AI(mg/d) 女	胆碱 UL (mg/d)	生物素 AI (mg/d)	维生素C EAR (mg/d)	维生素C AI (mg/d)	维生素C RNI (mg/d)	维生素C UL (mg/d)
0~	120	120	—	5	—	40	—	—
0.5~	150	150	—	9	—	40	—	—
1~	200	200	1000	17	35	—	40	400
4~	250	250	1000	20	40	—	50	600
7~	300	300	1500	25	55	—	65	1000
11~	400	400	2000	35	75	—	90	1400
14~	500	400	2500	40	85	—	100	1800
18~	500	400	3000	40	85	—	100	2000
50~	500	400	3000	40	85	—	100	2000
65~	500	400	3000	40	85	—	100	2000
80~	500	400	3000	40	85	—	100	2000
孕1~12周		420	3000	40	85	—	100	2000
孕13~27周		420	3000	40	95	—	115	2000
≥28孕周		420	3000	40	95	—	115	2000
乳母		520	3000	50	125	—	150	2000

注1："—"表示未制定。

注2：有些维生素未制定UL，主要原因是研究资料不充分，并不表示过量摄入没有健康风险。

附表 11　中国居民膳食微量元素参考摄入量

年龄（岁）/生理状况	铁（mg/d）			碘（μg/d）			锌（mg/d）			硒（μg/d）			铜（mg/d）			钼（μg/d）			铬（μg/d）
	EAR	RNI	UL	EAR	RNI	UL	EAR	RNI	UL	EAR	RNI	UL	EAR	RNI	UL	EAR	RNI	UL	AI
0~	—	0.3ᵃ	—	—	85ᵃ	—	—	2ᵃ	—	—	15ᵃ	55	—	0.3ᵃ	—	—	2ᵃ	—	0.2
0.5~	7	10	—	—	115ᵃ	—	2.8	3.5	—	—	20ᵃ	80	—	0.3ᵃ	—	—	15ᵃ	—	4.0
1~	6	9	25	65	90	—	3.2	4.0	8	20	25	100	0.25	0.3	2.0	35	40	200	15
4~	7	10	30	65	90	200	4.6	5.5	12	25	30	150	0.30	0.4	3.0	40	50	300	20
7~	10	13	35	65	90	300	5.9	7.0	19	35	40	200	0.40	0.5	4.0	55	65	450	25
11~（男）	11	15	40	75	110	400	8.2	10.0	28	45	55	300	0.55	0.7	6.0	75	90	650	30
11~（女）	14	18	40	75	110	400	7.6	9.0	28	45	55	300	0.55	0.7	6.0	75	90	650	30
14~（男）	12	16	40	85	120	500	9.7	12.0	35	50	60	350	0.60	0.8	7.0	85	100	800	35
14~（女）	14	18	40	85	120	500	6.9	8.5	35	50	60	350	0.60	0.8	7.0	85	100	800	35
18~（男）	9	12	42	85	120	600	10.4	12.5	40	50	60	400	0.60	0.8	8.0	85	100	900	30
18~（女）	15	20	42	85	120	600	6.1	7.5	40	50	60	400	0.60	0.8	8.0	85	100	900	30
50~（男）	9	12	42	85	120	600	10.4	12.5	40	50	60	400	0.60	0.8	8.0	85	100	900	30
50~（女）	9	12	42	85	120	600	6.1	7.5	40	50	60	400	0.60	0.8	8.0	85	100	900	30
孕1~12周	15	20	42	160	230	600	7.8	9.5	40	54	65	400	0.7	0.9	8.0	92	110	900	31
孕13~27周	19	24	42	160	230	600	7.8	9.5	40	54	65	400	0.7	0.9	8.0	92	110	900	34
≥28孕周	22	29	42	160	230	600	7.8	9.5	40	54	65	400	0.7	0.9	8.0	92	110	900	36
乳母	18	24	42	170	240	600	9.9	12	40	65	78	400	1.1	1.4	8.0	88	103	900	37

注："—"表示未制定。

ᵃ AI值。

附表 12　健康体检报告首页

体检机构：　　　　　　　　　　　　体检编号：

第_____次体检　　　　　　　　　　本次体检日期：_____年__月__日

体检项目类别：1. 健康体检自测问卷　2. 基本体检　3. 专病专项检查(注明)

姓名_____性别：1. 男 2. 女　　　出生日期_____年__月__日

身份证号_____

民族_____　　职业_____

婚姻状况：1. 未婚 2. 已婚 3. 丧偶 4. 离婚

文化程度：1. 小学及以下 2. 初中 3. 高中 4. 中专及技校 5. 大学本科/专科 5. 研究生及以上

自测问卷发现的主要疾病及健康危险因素(填写相应序号；其他请填写详细名称：)_____
[1. 阳性家族史(注明) 2. 吸烟 3. 过量饮酒 4. 体力活动不足 5. 不合理膳食 6. 血压升高 7. 血糖异常 8. 血脂异常 9. 超重或肥胖 10. 心理压力大或工作紧张 11. 睡眠问题 12. 现病(a 高血压 b 冠心病 c 脑卒中 d 糖尿病 e 慢阻肺 f 慢性肾病 g 恶性肿瘤 h 其他(注明)_____)]

物理检查结果(只对应异常科室)：_____
[科室：1. 内科 2. 外科 3. 眼科 4. 耳鼻咽喉科 5. 口腔科 6. 妇科 7. 其他(注明)]

检查基本项目检测结果：

指标	检测结果	指标	检测结果
心率(次/min)		总胆固醇(mmol/L)	
血压(mmHg)		甘油三酯(mmol/L)	
体重指数(kg/m^2)		低密度脂蛋白胆固醇(mmol/L)	
腰围(cm)		高密度脂蛋白胆固醇(mmol/L)	
空腹血糖(mmol/L)		谷丙转氨酶(U/L)	
白细胞计数(10^9/L)		总胆红素(μmol/L)	
红细胞计数(10^{12}/L)		血尿素氮(mmol/L)	
血红蛋白(g/L)		血肌酐(μmol/L)	
血小板计数(10^9/L)		血尿酸(μmol/L)	

辅助检查项目	检查结果	辅助检查项目	检查结果
心电图		其他1(注明)	
腹部超声		其他2(注明)	
X 线胸片			

慢性病风险筛查：

慢性病类别	低风险	中度风险	高风险	疾病
心血管病				
糖尿病				
恶性肿瘤				
慢性阻塞性肺疾病				
慢性肾病				
骨质疏松				
其他疾病 1				
其他疾病 2				
其他疾病 3				

审核签名：

参考文献

[1]中国高血压防治指南修订委员会．中国高血压防治指南 2010[J]．中华心血管杂志,2011,39(7):579－616.

[2]卫生部疾病控制司中华医学会糖尿病学分会．中国糖尿病防治指南[J]．中国慢性病预防与控制,2004,12(6):283－285.

[3]相国庆．传染病预防手册[M]．北京:人民军医出版社,2010.

[4]吴秋华,黄斌,闵捷,等．职业人群健康管理的效果评价[J]．中国慢性病预防与控制,2007,15(6):588－589.

[5]葛可佑．中国营养师培训教材[M]．北京:人民卫生出版社,2005.

[6]中华医学会健康管理学分会,中华健康管理学杂志编委会．健康管理概念与学科体系的中国专家初步共识[J]．中华健康管理学杂志,2009,3(3):141－147.

[7]中华人民共和国卫生部．健康体检管理暂行规定(卫医政发[2009]77号)[R/OL].

[8]武留信,师绿江,刘森,等．预防性体检与健康管理实施[J]．中华健康管理学杂志,2009,5:260－270.

[9]中华人民共和国国务院．国务院关于促进健康服务业发展的若干意见(国发[2013]40号)[R/OL].2013－09－28.

[10]孙九伶．诊断学[M].8版.北京:人民卫生出版社,2013.

[11]中华医学会心血管病学分会,中华心血管病杂志编辑委员会．中国心血管病预防指南[J].中华心血管病杂志,2011,39(1):3－22.

[12]相国庆．高血压自我调理 135[M]．西安:西安交通大学出版社,2011.

[13]中华医学会糖尿病学分会．中国 2 型糖尿病防治指南(2010 年)[M]．北京:北京大学医学出版社,2011.

[14]中华人民共和国卫生部.关于规范健康体检应用放射检查技术的通知(卫办监督发[2012]148 号)[R/OL].2012－12－12.

[15]武留信,强东昌.人体健康测量与指标体系[J].中华健康管理学杂志,2010,4:326－329.

[16] 武留信,强东昌.多维度健康自测量表的编制[J].中华健康管理学杂志,2011,5:6-8.

[17] 杨鹏,徐勇勇,武留信.健康体检报告首页信息的概念框架与参考样式单研究[J].中华健康管理学杂志,2013,7(1):48-51.

[18] 中国高血压防治指南修订委员会.中国高血压防治指南2010[J].中国实用乡村医生杂志,2012,19(10):1-12.

[19] 中华医学会呼吸系统学分会慢性阻塞性肺疾病学组.慢性阻塞性肺疾病诊治指南(2021年修订版)[J].中华结核和呼吸杂志,2021,44(3):170-205.

[20] 王慧艳,任超世.生物电阻抗法测量人体组成成分[J].国外医学生物医学工程分册,1996,19(2):96-103.

[21] 中国超重/肥胖医学营养治疗专家共识编写委员会.中国超重/肥胖医学营养治疗专家共识(2016年版)[J].中华糖尿病杂志,2016,8(9):525-540.

[22] 中华医学会健康管理学分会,中国营养学会,中国医疗保健国际交流促进会生殖医学分会,等.超重或肥胖人群体重管理专家共识及团体标准[J].中华健康管理学杂志,2018,12(3):200-207.

[23] 中华医学会.肥胖症基层诊疗指南[J].中华全科医师杂志,2020,19(2):95-101.